SVEN-DAVID MÜLLER · CHRISTIANE WEISSENBERGER

Ernährungsratgeber Arthritis und Arthrose

Genießen erlaubt

age

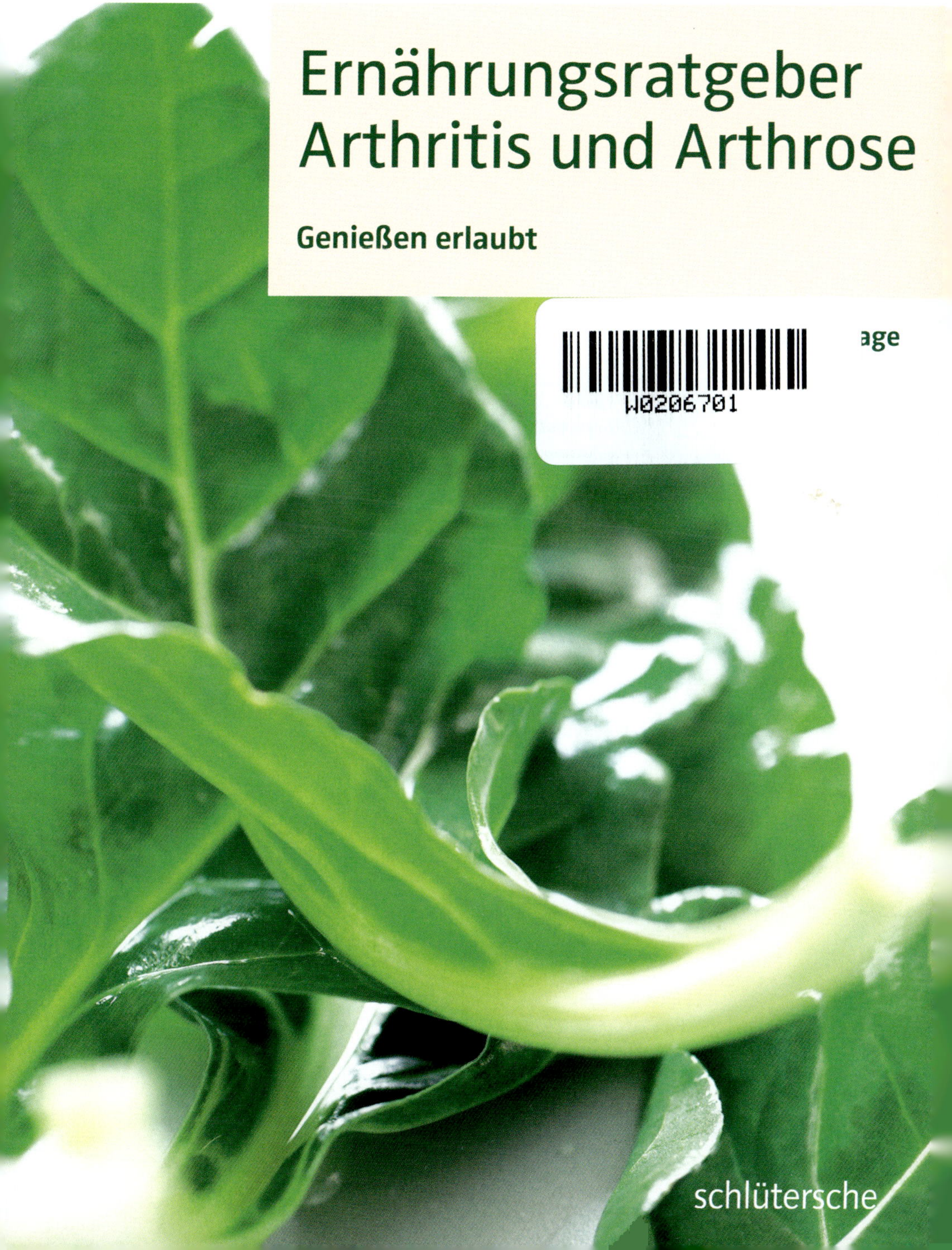

schlütersche

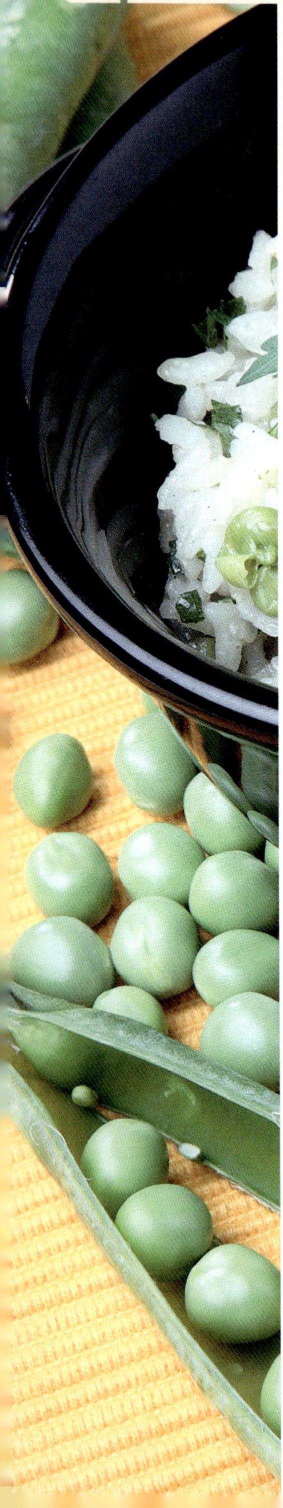

!

Wichtig ist eine Ernährung, die arm an entzündungsförderlicher Arachidonsäure und reich an Omega-3-Fettsäuren ist.

»Niemand weiß, wie weit seine Kräfte gehen, bis er sie versucht hat.«
Johann Wolfgang von Goethe

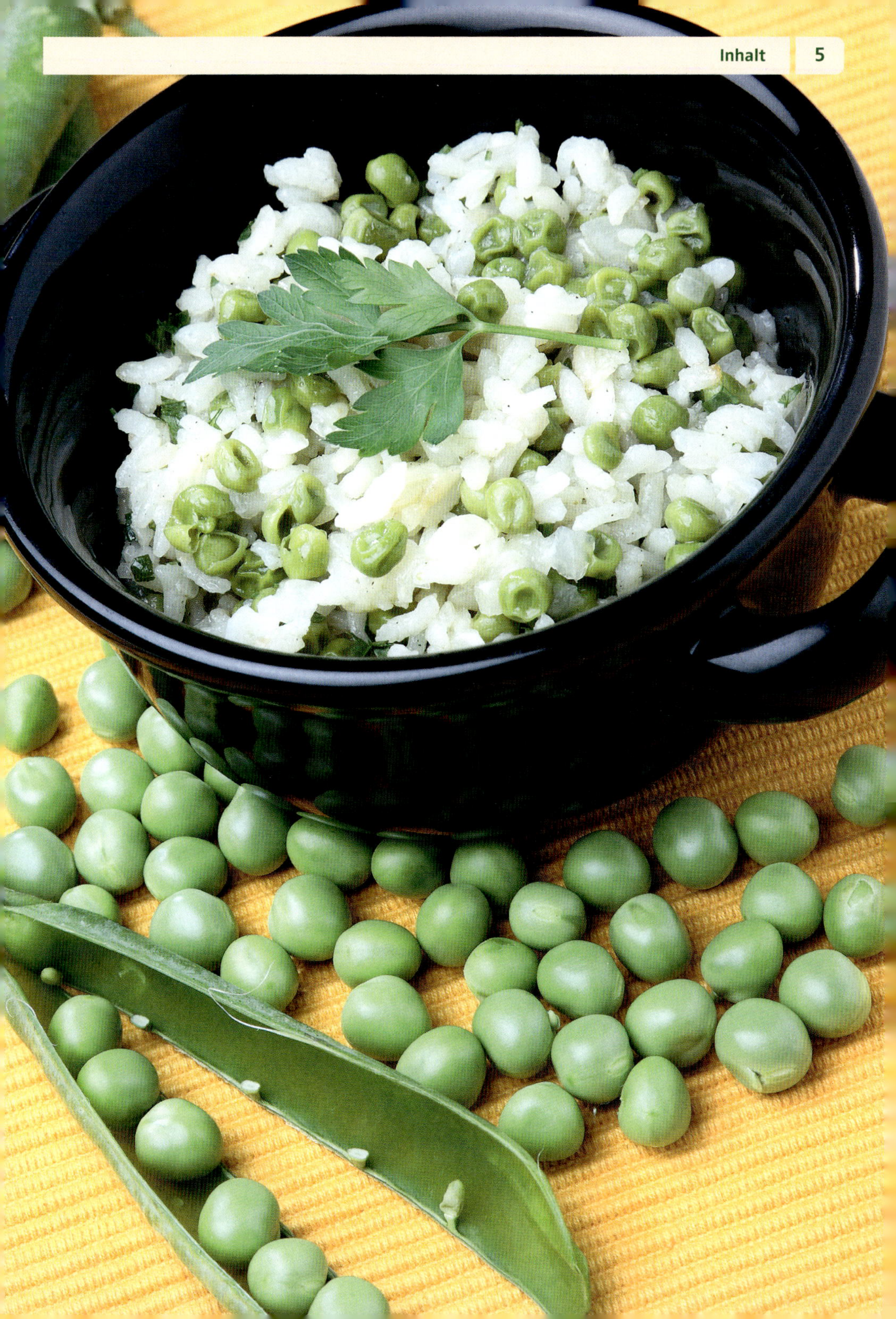

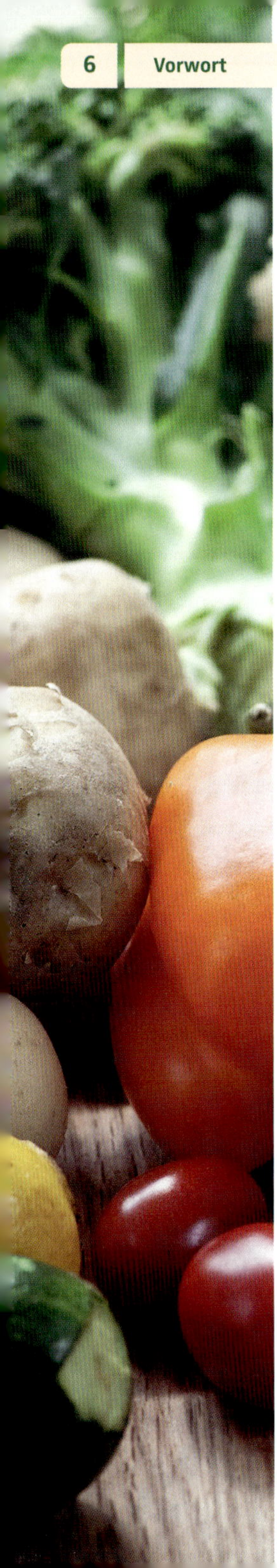

VORWORT

Liebe Leserin, lieber Leser,

in Deutschland leiden acht bis neun Millionen Menschen an Arthritis, Arthrose und anderen rheumatischen Erkrankungen. Lange Zeit galt, dass es keine Ernährungsweise gibt, die den Betroffenen Linderung verschafft.

Neue wissenschaftliche Untersuchungen belegen nun das Gegenteil. Menschen, die unter Arthritis leiden, profitieren von einer entzündungshemmenden Ernährungstherapie, die arm an entzündungsförderlicher Arachidonsäure und reich an Omega-3-Fettsäuren ist. Diese Ernährungsform wurde in Rheumaforschungseinrichtungen entwickelt, wo Betroffene nach einer kurzen Fastenphase eine solche Ernährungstherapie durchführten. Es stellte sich heraus, dass damit der entzündungsförderliche Arachidonsäurespiegel deutlich gesenkt werden konnte. Dauerhaft konnten diese Patienten ihre Medikamentendosis, die oftmals schwerwiegende Nebenwirkungen mit sich bringt, reduzieren und waren trotzdem schmerzfreier beweglich.

Bei der Arthrose sind die Effekte noch deutlicher auf die richtige Ernährungsweise zurückzuführen. Arthrose ist durch einen vom Knorpel ausgehenden, fortschreitenden Zerstörungsprozess gekennzeichnet. In der Ernährungstherapie profitieren die Betroffenen von einer gesunden, ausgewogenen Kost, die Übergewicht abbaut oder vermeidet. In vielen Fällen stellten Arthroseforscher schon bei einer Gewichtsreduktion von fünf bis zehn

Kilogramm in drei Monaten eine deutliche Verminderung der Schmerzen und der Gelenkschädigung fest. Übergewicht ist der Feind der Gelenke! Im Übrigen profitieren Arthrose-Patienten von einer Kostgestaltung nach gleichen Gesichtspunkten wie bei Arthritis.

Sie werden sehen: Eine Ernährungstherapie von Arthritis und Arthrose ist weder salzarm noch trocken. Unsere Rezepte sind speziell auf Ihre Erkrankung ausgerichtet und bieten viel Genuss. Ihre ganze Familie wird diese Ernährungsumstellung gerne mitmachen. Lassen Sie sich von den kreativen, leckeren Rezepten und Ideen überraschen.

Guten Appetit, und lassen Sie es sich gut gehen!

Ihr
Sven-David Müller

Ihre
Christiane Weißenberger

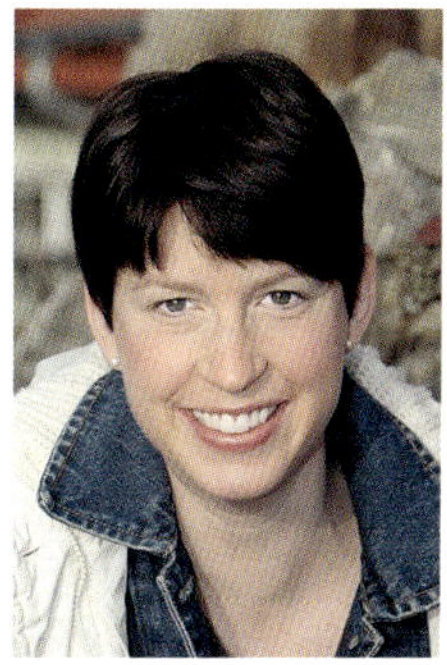

Christiane Weißenberger
Diätassistentin/ Diabetesassistentin

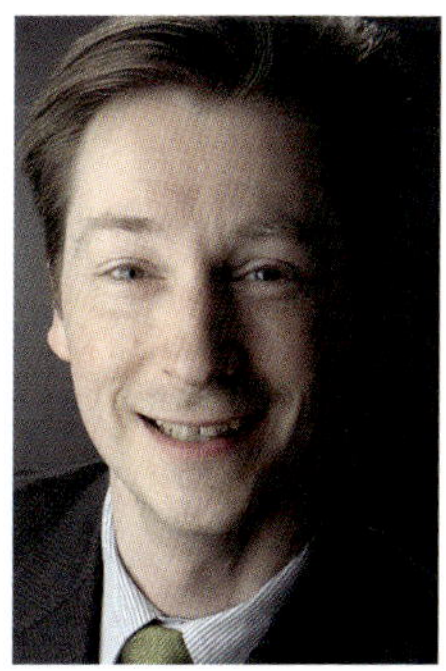

Sven-David Müller
Diätassistent/ Diabetesberater

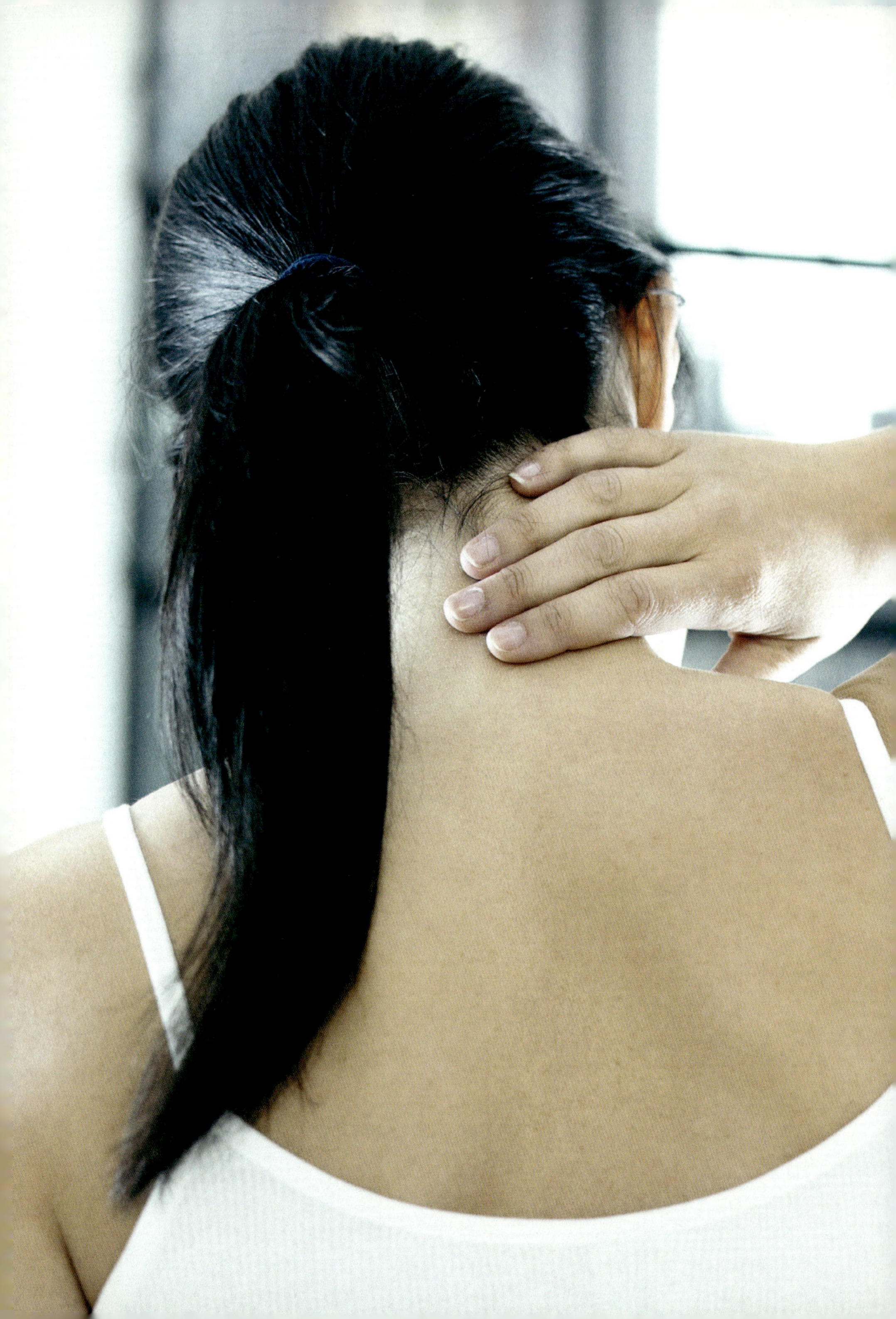

ARTHRITIS UND ARTHROSE – WICHTIG ZU WISSEN

Rheumatismus, Arthritis, Arthrose und Gicht sind Begriffe, die eine ganze Reihe verschiedener Krankheiten beschreiben, die oft schwierig zu diagnostizieren und auseinanderzuhalten sind.

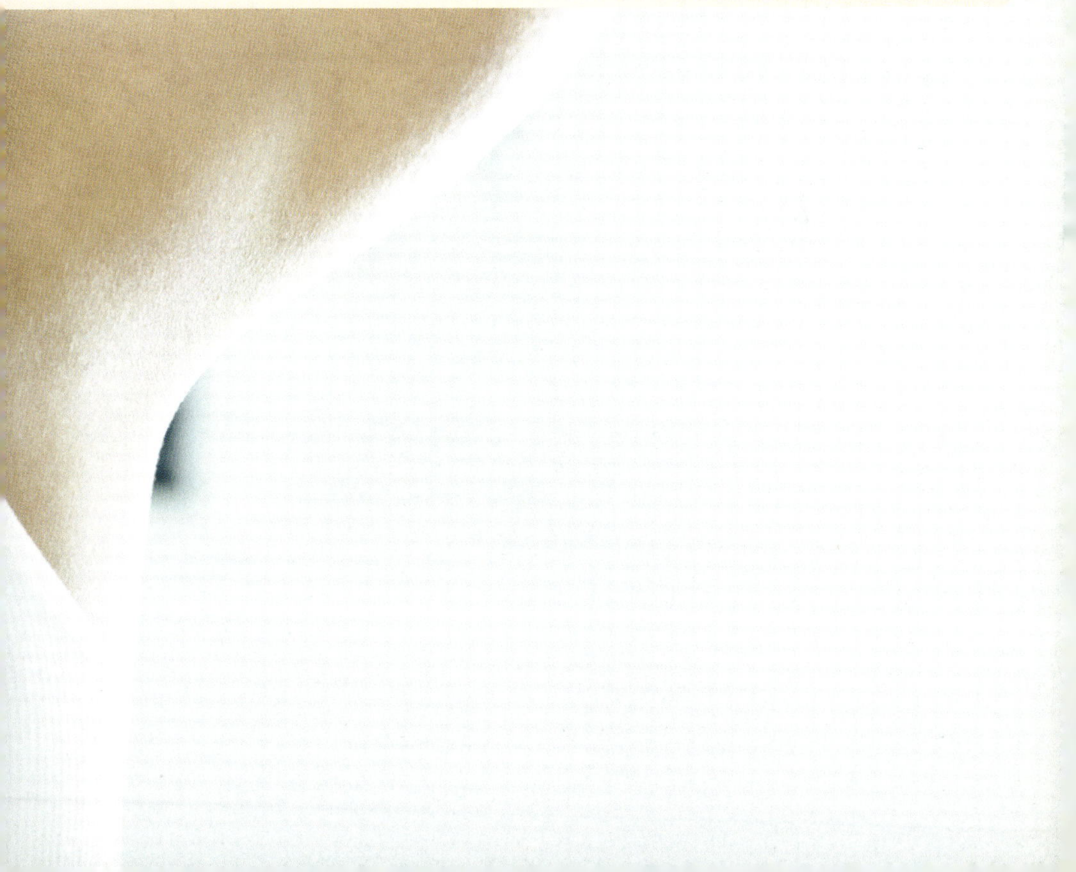

Arthritis, Arthrose, Rheuma oder Gicht?

Der Bewegungsapparat des Menschen ist kompliziert und setzt sich aus Muskeln, Sehnen, Knochen und Gelenken zusammen. Nur wenn diese unterschiedlichen Funktionseinheiten intakt sind, kann sich der Mensch schmerzfrei und gut bewegen. Es gibt jedoch eine Vielzahl krankhafter Störungen, die den Bewegungsapparat beeinträchtigen. Diese führen dann zu Funktionseinschränkungen, die oftmals mit mehr oder weniger starken Schmerzen verbunden sind. Diese Störungen teilt der Mediziner in verschiedene Gruppen ein. Dazu gehören rheumatische Krankheiten, die entzündlichen nichtrheumatischen Gelenkerkrankungen, die chronisch-degenerativen Gelenkerkrankungen und die Überbelastung von Muskel- und Sehnengruppen. Häufig finden sich diese Leiden nicht als isolierte Krankheiten, sondern als Verbindung mehrerer Formen. Daher spricht der Mediziner von Krankheiten des „rheumatischen Formenkreises“. Zu den häufigsten rheumatischen Erkrankungen gehören Weichteilrheumatismus und die Arthrose.

> !
>
> Die zahlreichen Erkrankungsformen fasst man auch unter dem Begriff „rheumatischer Formenkreis“ zusammen.

Was ist der Unterschied zwischen Arthrose und Arthritis?

Kurz gesagt: Alles was mit „itis“ aufhört, bedeutet, dass eine Entzündung vorliegt. Alles was mit „ose“ aufhört, bedeutet, dass ein Knochen betroffen ist. Eine Arthritis ist also eine Entzündung, die ohne Abnutzung der Gelenke auftreten kann. Eine Arthrose hingegen ist eine Abnutzung der Gelenksubstanz durch Fehl- und Überbelastung.

Was ist Rheumatismus?

Dieses Leiden ist gekennzeichnet durch starke Schmerzen des Muskel- und Skelettsystems, die zugleich die Funktion der Glieder beeinträchtigen und die Beweglichkeit einschränken. Unter den rheumatischen Formenkreis werden auch verschiedene arthritische Erscheinungsformen gefasst. Der Arzt unterscheidet das Weichteilrheuma, bei dem die Muskulatur, die Sehnen und Bänder Schmerzen bereiten, vom Gelenkrheuma, bei dem meist die knöchernen Strukturen des Gelenkes betroffen sind. Auch die Fibromyalgie gehört zu den Erkrankungen des sogenannten rheumatischen Formenkreises.

Was ist Gicht?

Hier handelt es sich um eine Störung des Purinstoffwechsels, die meist durch Fehlernährung und Übergewicht verursacht wird. Sie führt zu einem Anstieg des Harnsäurespiegels im Blut, zu Kalkablagerungen sowie im chronischen Stadium zu Gelenkdeformationen und zur Bildung der typischen Gichtknötchen in Gelenknähe. Da Gicht ähnliche Erscheinungsformen hat wie Arthritis, wird sie häufig mit dieser verwechselt.

Viele ältere Menschen glauben fälschlich, dass rheumatische und Gelenkschmerzen zu den natürlichen Erscheinungen des Alterns gehören und finden sich mit diesen Beschwerden ab. Heute stehen jedoch unterschiedliche Möglichkeiten zur Verfügung, die Beschwerden zu lindern und das Fortschreiten der Bewegungseinschränkung aufzuhalten. Mit allgemeinen Maßnahmen wie Wärme, Bewegung, Krankengymnastik, Ernährungstherapie sowie Medikamenten kann zwar die einmal aufgetretene Abnutzung kaum noch rückgängig gemacht und keine Heilung im eigentlichen Sinne erzielt werden. Mit einer Linderung der Beschwerden wird aber die Lebensqualität verbessert und die Beweglichkeit erhalten.

!

Nicht alle rheumatischen und Gelenkschmerzen gehören zu den Altersbeschwerden.

Das gesunde Gelenk – ein Wunderwerk!

Erst die gelenkigen Verbindungen der verschiedenen Knochen verleihen dem Menschen seine Beweglichkeit. Es handelt sich also um eine sinnvolle Konstruktion, die naturgemäß unterschiedlich hohen Belastungen ausgesetzt ist. In den meisten Fällen sind zwei, manchmal auch drei Knochen an der Bildung des Gelenkes beteiligt. Der Knochen mündet in eine Gelenkfläche, die mit sehr glattem Knorpel überzogen ist, damit die Gelenkflächen nicht aufeinander reiben, wenn das Gelenk bewegt wird. Außerdem nimmt der Knorpel gemeinsam mit der im Gelenk befindlichen Flüssigkeit eine Art Stoßdämpferfunktion ein. Die knöchernen Strukturen und der Knorpel sind von einer kräftigen, schützenden Gelenkkapsel umgeben, die aus festem Bindegewebe besteht und von den Gelenkbändern durchzogen und verstärkt wird. Diese Gelenkkapsel ist in besonders kräftige Muskulatur eingebettet, wodurch ein zusätzlicher Schutz gewährleistet ist. Als besonders wichtige Struktur der Gelenkkapsel gilt die Gelenkinnenhaut, die die Kapsel innen auskleidet und deren

Schema eines Gelenks

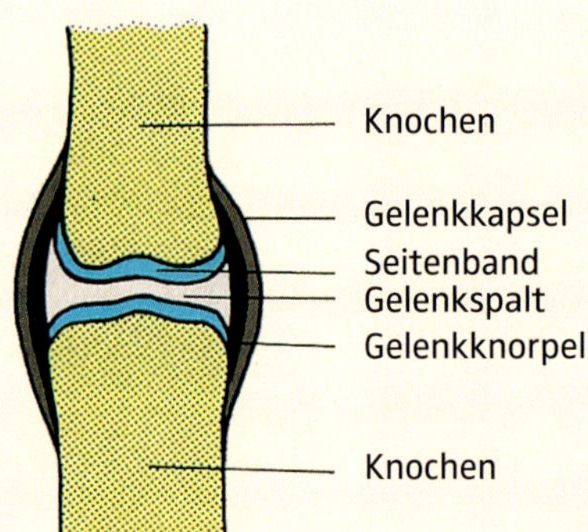

Aufgabe es auch ist, die sogenannte Gelenkflüssigkeit zu produzieren und dadurch die Gleitfähigkeit der Gelenkflächen sicherzustellen. Außerdem ist die Gelenkinnenhaut sehr gut durchblutet, wodurch der Transport der Nährstoffe und der Abtransport der schädlichen Stoffwechselendprodukte sichergestellt wird.

Durch den besonderen Aufbau ist jedes Gelenk für die jeweils auftretenden normalen Belastungen ausreichend konstruiert. Zug-, Druck- und Reibungskräfte können auf das Gelenk einwirken, und nur bei einem Missverhältnis zwischen immer wieder auftretender Belastung und individueller Belastbarkeit wird sich eine Abnutzung einstellen und eine Arthrose entwickeln. Wenn beispielsweise die gegenüberliegenden Gelenkflächen nicht übereinstimmen oder nicht achsengerecht zueinander stehen, kommt

!

Jedes Gelenk ist für normale Belastungen ausreichend konstruiert.

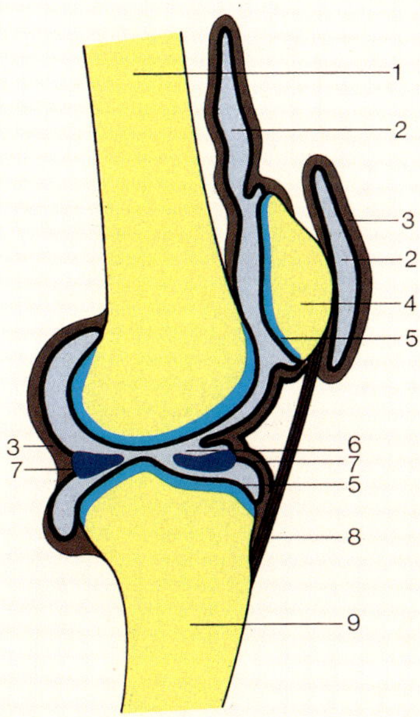

1 Oberschenkelknochen
2 Schleimbeutel
3 Kapsel von Gelenk und Schleimbeuteln
4 Kniescheibe
5 Gelenkknorpel
6 Gelenkhöhle
7 Meniskus
8 Sehne des vierköpfigen Oberschenkelstreckmuskels
9 Schienbein

Schema des Kniegelenks

es zu Reibung oder Fehlbelastung. Dies kann auch durch eine zu starke Belastung wie etwa Übergewicht oder körperliche Schwerstarbeit auftreten.

Das Gelenk ist die bewegliche Verbindung zweier Knochen und besteht aus Gelenkpfanne und Gelenkkopf. Diese beiden Teile, die maßgeschneidert aneinanderpassen, sind vom Gelenkknorpel überzogen. Die Oberfläche des Knorpels ist innerhalb des Gelenkraums spiegelglatt. Nach außen zum Weichteilgewebe hin wird das Gelenk von der Gelenkkapsel schützend abgeschlossen. Die Innenhaut der Gelenkkapsel produziert die für die reibungslose Funktion des Gelenks erforderliche Gelenkschmiere, die sich zwischen den Knorpelschichten befindet. So wird auch die Ernährung des Knorpels sichergestellt: Regelmäßige Bewegung tut demnach dem Knorpel gut. Der Knorpel besteht aus einem widerstandsfähigen Netzwerk aus sogenannten Kollagenfasern, zwischen denen sich die elastische Knorpelgrundsubstanz befindet. Der Knorpel erfüllt durch seine hohe Elastizität die Funktion eines Stoßdämpfers und schützt so die darunter liegenden Knochenstrukturen. Ein gesunder Knorpel ist so konstruiert, dass er kurzzeitige Belastungen von mehreren Tonnen pro Quadratzentimeter aushalten kann.

!

Ein gesunder Knorpel hält Belastungen von mehreren Tonnen aus.

Schmerz – das Warnsignal des Körpers

Ein deutliches Zeichen, dass etwas nicht stimmt, ist der Schmerz. Bei Krankheiten, die mit Gelenken verbunden sind, treten typischerweise folgende Schmerzarten auf:

Ermüdungs- oder **Belastungsschmerz.** Bei zunehmender Zerstörung (Abrieb) der Knorpelschicht entstehen im Gelenk Schmerzen. Der Körper versucht Gewebs- und Zelltrümmer abzubauen. Dazu werden Enzyme freigesetzt, die den bereits vorgeschädigten Knorpel zusätzlich angreifen und eine entzündliche Reaktion im Gelenk hervorrufen. Je weiter die Arthrose fortschreitet, desto größer wird der Schmerz unter Belastung.

Anlauf- oder **Startschmerz.** Wenn ein Gelenk nur unzureichend geschmiert ist, reiben die Knochenoberflächen aneinander. Das verursacht am Anfang einer Bewegung solange Schmerzen, bis wieder durch die Bewegung ausreichend Gelenkschmiere in den Gelenkspalt gespült wird.

!

Erkrankungen der Gelenke sind in der Regel schmerzhaft.

Ruheschmerz tritt auf, wenn im Gelenk ein entzündlicher Prozess abläuft. Man spricht dann von einer „aktivierten" Arthrose.

Bei häufiger auftretenden Schmerzen sollte immer ein Arzt (Orthopäde) aufgesucht werden. Grundsätzlich gilt: Eine Arthrose ist nicht heilbar, aber je früher eine Arthrose festgestellt wird, desto schneller kann man auch ihre Ursachen ausschalten.

Die Volkskrankheit Arthrose

43 Millionen Arztbesuche jährlich werden von dieser Verschleißerkrankung verursacht, denn Arthrose zählt zu den häufigsten chronischen Krankheiten. Mit zunehmendem Alter wird die Wahrscheinlichkeit, an Arthrose zu erkranken, immer größer. Der Knorpel wird aufgrund des verlangsamten Stoffwechsels immer weniger widerstandsfähig, wird rau und porös und kann so seine Stoßdämpferfunktion nicht mehr im vollen Umfang wahrnehmen. Die natürliche Belastung wird zur Überlastung und es kommt zu arthrotischen Veränderungen des Gelenkes. Bei 75 Prozent aller Menschen, die über 50 Jahre alt sind, und bei ungefähr 90 Prozent derer über 70 Jahre bestehen Gelenksveränderungen, die sich, wenn überhaupt, mit Reibegeräuschen oder leichten Bewegungsschmerzen bemerkbar machen.

An Arthrose leiden somit allein in Deutschland schätzungsweise sechs bis sieben Millionen Menschen, davon sind nur ungefähr zwei Millionen in ärztlicher Behandlung. Dennoch ergibt dies jährlich einen Verlust von 37 Millionen Arbeitstagen,

!

Arthrose befällt meist Hüft- und Kniegelenke.

bzw. es entstehen mindestens fünf Milliarden Euro an direkten Kosten.

Arthrose ist eine Verschleißkrankheit, die vorwiegend die großen, stark belasteten Gelenke, also das Hüft- und Kniegelenk, befällt. Ein dauerndes Missverhältnis zwischen Belastung und Belastbarkeit führt zur Abnutzung und zum weitgehenden Verschwinden des wichtigen Gelenkknorpels. Es ist eine Erkrankung auf dem Boden entzündlicher und reiner Alterungsprozesse, statischer Fehlbelastungen sowie Störungen im Stoffwechsel bindegewebiger Gelenkanteile. Es kommt zur Abnutzung des krankhaft veränderten Gelenkknorpels und Mobilisation von Knochenpartikeln durch Druck und Reibung bei Gelenkbewegung und zu Schmerzen.

!

Typisch für Arthrose ist das Knirschen im Gelenk.

Die Vorgänge im arthrotischen Gelenk

Der Beginn einer Arthrose ist meist dadurch gekennzeichnet, dass die Oberfläche des Knorpels aufgeraut ist und die spiegelglatte Oberfläche matt wird. Jetzt können die Gelenkflächen nicht mehr reibungsfrei aufeinander gleiten, es „knirscht" im Gelenk. Die Bewegung auf einer rauen Oberfläche führt aber zu einem vermehrten Abrieb der knorpeligen Substanz. Der veränderte Knorpel verliert seine Elastizität, und der Belastungsdruck wird direkt an den darunter liegenden Knochen weitergegeben. Mit zunehmender Dauer entstehen Vertiefungen in der Knorpeloberfläche, die sich im weiteren Verlauf auf den darunter gelegenen Knochen fortsetzen. Der Organismus versucht diese Verletzung zu reparieren, und es wuchern Blutgefäße und bindegewebiges Material in die Knorpellücken. Der Reparaturmechanismus führt zu lockerem Narbengewebe, welches zwar durch die mechanische Belastung und Bewegung eine glatte Oberfläche bildet, allerdings nicht die volle Funktion eines gesunden Knorpels wahrnehmen kann. Immer wieder werden kleine Partikel abgerieben, die dann in der Gelenkflüssigkeit schwimmen. Sie beeinträchtigen nicht nur die Schmierfunktion der Gelenkflüssigkeit, sondern reizen auch die Gelenkinnenhaut, die darauf mit einer vermehrten Flüssigkeitsproduktion reagiert. Es kommt zur Entzündung mit der Produktion einer nährstoffarmen Flüssigkeit, was sich negativ auf die Ernährungssituation des noch vorhandenen Knorpels auswirkt. Gleichzeitig wird eine Vielzahl unterschiedlicher Entzündungszellen an den Entzündungsort transportiert, die Enzyme freisetzen. Dadurch kommt ein weiterer Schädigungsmechanismus hinzu, weil die Enzyme wiederum Zellen zerstören können.

Jede Entzündung ist aber auch mit einer erhöhten Freisetzung freier Sauerstoffradikale verbunden, die sich ebenfalls schädigend auf die gesunden Zellen der Gelenkstrukturen auswirken. Der knorpelige Abrieb kann nicht aus dem Gelenk entfernt werden. Er schwimmt in der Gelenkhöhle und setzt sich bei mangelnder Gelenkbewegung (aufgrund der Schmerzhaftigkeit) im Gelenk fest, sodass der Betreffende unter Einklemmbeschwerden leidet. Weil jeder Störfaktor im Gelenk einen weiteren schädigenden Mechanismus nach sich zieht, schreitet die Krankheit immer weiter fort. Es kommt es nicht nur zu regelmäßigen Gelenkergüssen, weil die entzündete Synovia zu viel Flüssigkeit produziert, sondern auch zu sogenannten Geröllzysten im Knochen. Diese entstehen dadurch, dass die Gelenkflüssigkeit durch den erhöhten Druck in kleine Zwischenräume des Knochens gepresst wird und hier einen Hohlraum entstehen lässt. In diesem sammeln sich bevorzugt die Abriebteilchen von Knorpel und Knochen, sodass diese wie Geröll in dem Hohlraum liegen. All diese Vorgänge sind für die Schmerzen bei Arthrose verantwortlich.

!

Störfaktoren im Gelenk ziehen weitere Schädigungen nach sich.

Ursachen der Arthrose

Bereits ab dem 35. Lebensjahr beginnt bei rund 50 Prozent der Menschen eine Abnutzung der Gelenke, die bei fast allen Senioren jenseits des sechzigsten Lebensjahres regelmäßig nachgewiesen werden kann. Da meistens keine von außen schädigend einwirkende Ursache festgestellt werden kann, wird diese Form der Arthrose als eine Erkrankung des Alters angesehen. Man spricht daher auch von einer primären Arthrose, bei der mit zunehmendem Alter vermehrt Gelenkknorpel abgerieben wird. Wenn der Arzt eine sekundäre Arthrose diagnostiziert hat, ist die Erkrankung auf eine bekannte und auslösende Ursache zurückzuführen. Nicht selten sind statische Faktoren beteiligt, wie es etwa bei X-Beinen oder O-Beinen der Fall ist. Auch angeborene Hüftgelenksluxationen, unbehandelte Meniskusverletzungen oder nicht exakt ausgerichtete, verheilte Knochenbrüche verursachen sekundär eine Arthrose. Gelenke wurden früher durch einen Gipsverband oder eine Schiene lange ruhig gestellt, was häufig zu arthrotischen Veränderungen geführt hat, weil durch die mangelnde Bewegung und verminderte Durchblutung des Gelenkes eine Ernährungsstörung verursacht wurde.

> !
>
> Überbelastung führt zu Gelenksarthrose.

Regelmäßig führt die Überbelastung bei immer wieder durchgeführten, schweren Arbeiten oder im Sport sowie auch Übergewicht – insbesondere, wenn es seit der Jugend vorliegt oder massives Übergewicht in der Jugend vorlag – zu Gelenksarthrose, bevorzugt an den Knie- oder Hüftgelenken.

Ursachen können auch Unfälle und hormonelle Einflüsse, beispielsweise die Wechseljahre der Frau sein. Der Arzt spricht von einer aktivierten Form der Arthrose, wenn es zu zusätzlich zu entzündlichen Reaktionen an der Gelenkinnenhaut kommt. In diesem Falle bietet sich eine Ernährungstherapie wie bei rheumatoider Arthritis an.

Weitere Ursachen sind:

- Angeborene Belastungsschwäche des Gelenkknorpels
- Vorausgegangene Entzündungen mit Zerstörung der Gelenkkapsel
- Hormonstörungen der Schilddrüse oder der Keimdrüsen
- Diabetes mellitus
- Hyperurikämie und Gicht
- Fettstoffwechselstörungen

Wie sich eine Arthrose äußert

Da sich Arthrose meist langsam und fortschreitend entwickelt, verlaufen die frühen Formen der Erkrankung oft schmerzlos und unbemerkt. Erst wenn die Gelenke schmerzen und in der Beweglichkeit eingeschränkt sind, besteht für den Patienten Handlungsbedarf.

!

Frühe Formen der Arthrose verlaufen oft schmerzlos.

Es beginnt häufig mit einer Steifigkeit des Gelenkes nach langem Sitzen oder nach dem morgendlichen Aufstehen, die sich im weiteren Krankheitsverlauf zu Schmerzen mit dumpfem und bohrendem Charakter entwickelt. Kennzeichnend ist also der typische Schmerz einer Anfangsbewegung nach längerem Sitzen, der nach einer Zeit der Bewegung – wenn sich das Gelenk wieder eingelaufen hat – besser wird. Lange Spaziergänge oder anhaltende Gelenkbelastung verursachen eine rasche Ermüdung des arthrotischen Gelenkes und führen ebenfalls zur typischen Schmerzsymptomatik. Diese wird häufig begleitet von einem reibenden Gefühl oder auch Geräuschen bei der Gelenkbewegung. Auffallend ist, dass die Gelenkbeschwerden einer Arthrose offenbar witterungsabhängig sind und bei kaltem und feuchtem Klima verstärkt auftreten können.

Beschwerden bei Arthrose:

- Anlaufschmerzen
- Belastungsschmerz
- Bewegungseinschränkung
- Entzündung und Gelenkerguss
- Muskel- und Sehnenverspannung
- Gelenkknirschen

Welche Gelenke sind von Arthrose betroffen?

Besonders häufig betroffen sind Wirbelsäule, Kniegelenke sowie Hand- und Fingergelenke. Oft sind auch mehrere Gelenke gleichzeitig betroffen.

HÄUFIGKEIT	GELENK
60 %	Wirbelsäule
25 %	Kniegelenk
25 %	Hand- und Fingergelenke
7 %	Hüftgelenk
4 %	Fuß- und Zehengelenke
2 %	Schultergelenk
2 %	Ellenbogengelenk

Arthrose der Wirbelsäule

An der Wirbelsäule treten Abnutzungserscheinungen am häufigsten im unteren Teil des Nackens und an der unteren Lendenwirbelsäule auf. Anfangs kommt es zur Verschmälerung der Bandscheiben und zu Veränderungen an den knöchernen Deckplatten der Wirbel. Wie an großen Gelenken, können die Bewegungen an den Wirbelgelenken schmerzhaft werden und sich Entzündungszustände einstellen. Der Patient neigt anschließend zur Schonhaltung, und es kommt häufig zu Verspannungen der Rückenmuskulatur, die für sich allein sehr schmerzhaft sind. Durch die Veränderungen an Knorpel und Wirbelkörpern werden zunehmend die aus den Wirbellöchern austretenden bzw. im Wirbelkanal liegenden Nerven eingeengt. Dadurch kommt es häufig zu schmerzhaften Gehbehinderungen. Es können auch Taubheitsgefühl, Kribbeln und Muskelschwächen auftreten.

Arthrose des Kniegelenks

Im größten Gelenk des menschlichen Körpers treffen der Oberschenkelknochen und das Schienbein aufeinander. Weil die Gelenkflächen, anders als beispielsweise an der Hüfte, nicht genau wie Pfanne und Kopf zueinander passen, sondern unterschiedlich stark gewölbte Flächen darstellen, gleichen zwei halbmondförmige Knorpelscheiben (Menisken) und straffe Bänder die fehlende Knochenführung aus. In dem vorderen Kniescheibenband befindet sich die Kniescheibe, die vor allem die Mechanik dieses Gelenks verbessert. Oft sind es kleine, übergewichtige Frauen, bei denen die Veränderungen während der Wechseljahre auftreten. Es kann zu Anlaufschmerzen, Schmerzen beim Treppensteigen und Abwärtsgehen auf abschüssiger Ebene kommen. Ruheschmerzen sind selten. Mit der Kniegelenksarthrose können sich grobe Reibegeräusche einstellen, die nicht selten zu hören sind. Im fortgeschrittenen Stadium kann das Knie nicht mehr ganz gestreckt und nur noch bis zu einem gewissen Grad gebeugt werden. Trotzdem ist bei dieser Arthrose in der Regel nicht mit so schweren Folgen wie bei Befall der Hüftgelenke zu rechnen.

!

Arthrose des Kniegelenks tritt oft bei kleineren, übergewichtigen Frauen während der Wechseljahre auf.

Arthrose der Fingergelenke

Mehr- oder Überbelastung der Fingergelenke sind nicht die Ursachen dieser Erkrankung. Es wird angenommen, dass eine erbliche Stoffwechselstörung des Knorpels die Arthrose eines Fingergelenks hervorruft. Vor allem Frauen in den Wechseljahren werden sehr häufig von diesem Leiden betroffen. In der Regel sind mehrere Gelenke betroffen. Entzündungszeichen wie Rötung und

!

Arthrose der Fingergelenke ist wohl erblich bedingt.

intensiver Schmerz sind nur anfänglich vorhanden und bilden sich dann zurück. Über den Gelenken bleiben aber buckelartige Verwölbungen bestehen, die zwar anfangs bei der Arbeit etwas hinderlich sind, an die sich der Patient aber bald gewöhnt. Alle Veränderungen bewirken nie eine ernste Störung der Greiffunktion und führen deshalb nur in seltenen Fällen zur Arbeitsunfähigkeit.

Arthrose der Hüftgelenke

Das Hüftgelenk ist besonders stark belastbar und weist durch seine Konstruktion eine sehr gute Beweglichkeit auf. Dennoch sind angeborene oder früh erworbene Hüftgelenksfehlstellungen nicht selten. Kommt es zu einer Hüftgelenksarthrose, ist diese nicht nur schmerzhaft, sondern beeinträchtigt auch einschneidend die Bewegungsfähigkeit. Sie kann die Lebensqualität stärker als andere Arthrosen beeinflussen.

Diagnose und Therapie bei Arthrose

Der Arzt kann mit einem Arthroskop nach Auffüllen des Gelenks mit Gas oder Flüssigkeit den Gelenkraum einsehen. Vor der Einführung des Arthroskops wird der Patient betäubt und mit einem Skalpell ein kleiner Schnitt durchgeführt. Ist der Knorpel angegriffen, aber noch nicht entzündet, kann eine Arthroskopie durchgeführt werden: Über eine Sonde können Knorpelflächen wieder geglättet und abgeschilferte Knorpel- und Knochenstückchen entfernt werden. Dieser Eingriff wird auch „Gelenktoilette" genannt, und manche Patienten sind danach bis zu einem Jahr beschwerdefrei.

Kennt man die unterschiedlichen Mechanismen und den dadurch ausgelösten Kreislauf einer Gelenkschädigung, wird die Notwendigkeit einer richtigen Behandlung deutlich. Zu den wichtigsten Zielen einer Therapie gehören:

- Schmerzbekämpfung durch Medikamente
- Erhaltung und Verbesserung der Bewegungsfähigkeit durch regelmäßige Gymnastik
- Beseitigung der muskulären Verspannung
- Förderung der regionalen Durchblutung
- Beseitigung von Achsenfehlstellungen, einseitigen Belastungen, Stoffwechselstörungen und Übergewicht
- Beseitigung oder Schutz vor reaktiver Entzündung

Sinnvoll als therapeutische Maßnahmen sind die Vermeidung der Belastungsfaktoren (Nässe, Kälte und Übergewicht), Bewegungsübungen, Krankengymnastik, Massage, gegebenenfalls Wärmebehandlung, Kältebehandlung bei schweren Formen der Arthrose, Medikamente, orthopädische Hilfsmittel und Operation.

Medikamentöse Therapie der Arthrose

Auftretende Arthrosebeschwerden werden im Allgemeinen mit Schmerzmitteln und Antirheumatika behandelt, die zusätzlich zu den Schmerzen Entzündungszeichen reduzieren. Eine Alternative, die im Anfangsstadium der Arthrose von niedergelassenen Ärzten angewandt werden kann, ist die Behandlung mit Hyaloronsäure, die direkt ins Gelenk eingespritzt wird. Die Ursache für die folgende Abnahme der Beschwerden scheint die schnelle Aufnahme des Medikaments in Knorpel und Gelenkflüssigkeit zu sein. Jeder einmal bestehende Defekt bei der Arthrose ist nicht mehr heilbar. Somit gehört es zu den vorrangigsten Zielen der Arthrosetherapie, die bestehenden Schmerzen zu lindern, damit die Bewegung wieder stattfinden und eventuell eine therapeutische Gymnastik durchgeführt werden kann, die dem Training der stützenden Muskulatur und der Stärkung des Bandapparates dient.

!

Vorrangiges Ziel der Arthrosetherapie: bestehende Schmerzen lindern.

Ernährungstherapie

Zur Therapie rheumatischer Erkrankungen und besonders der Arthrose gehört es, die auslösenden Faktoren möglichst zu vermeiden und durch Allgemeinmaßnahmen das Fortschreiten der Erkrankung zu verhindern. Hier steht die Gewichtsreduktion bei übergewichtigen Personen im Vordergrund. Mit Ernährungstherapie und durch regelmäßige Bewegung wird hierzu bereits ein wesentlicher Beitrag geleistet, wobei die Bewegung auch wesentlich zur Stärkung der gelenkführenden Muskulatur und Bänder sowie zur Ernährung des Knorpels beiträgt.

!

Arthrosen im Bereich der Knie- und Wirbelgelenke werden häufig durch Übergewicht verursacht.

Arthrosen im Bereich der Knie- und Wirbelgelenke entwickeln sich sehr häufig als Folge der permanenten mechanischen Mehrbelastung durch Übergewicht. Die Normalisierung des Körpergewichts ist die wichtigste vorbeugende und behandelnde Maßnahme bei von Arthrose betroffenen übergewichtigen Menschen. Übergewichtige sollten in jedem Fall das Körpergewicht reduzieren, um einer Arthrose wirksam vorzubeugen. Der übergewichtige Mensch mit Arthrose sollte in erster Linie langsam und stetig abnehmen. Wichtig ist, das Gewicht dann zu halten. Das kranke Gelenk wird durch ein niedriges Gewicht weniger belastet, die Arthrose schreitet weniger voran und die Schmerzen gehen zurück.

Eine Gelenkentlastung kann und muss aber auch durch gezieltes Muskelaufbautraining und Krankengymnastik erreicht werden.

Fasten und Reduktionskost reduzieren ein vorhandenes Übergewicht und entlasten Knie- und Hüftgelenke, ganz abgesehen von den positiven Effekten auf das Kreislaufsystem. Fasten bedeutet hierbei den Verzicht auf feste Nahrung und kann als Beginn zu einer Änderung des Essverhaltens dienen, weil der Gewichtsverlust zwar rapide, aber nur von kurzer Dauer ist. Das Ziel ist eine Reduktionskost, und zwar eine energiereduzierte Mischkost.

Übergewicht ist der Feind des Arthrosepatienten!
Soviel Gewicht belastet das Hüftgelenk beim Einbeinstand:

Körpergewicht	50 Kilogramm	80 Kilogramm
Gesamtlast/Hüfte	128,3 Kilogramm	205,3 Kilogramm

Hohe Zucker- und Fettwerte können im Gelenk zu Knorpelschädigungen führen. Die Normalisierung dieser Parameter kann helfen. Eine spezielle Arthrose-Diät gibt es leider nicht. Zu beachten ist aber, dass laut Untersuchungen die Arthrose fast nie auf alleinigen Verschleiß zurückzuführen ist, sondern meistens von anhaltenden ernährungsbedingten Stoffwechselstörungen begünstigt wird.

!

Zuviel Fett und Zucker kann zu Knorpelschäden führen.

Immer wieder ist vom angeblichen Effekt vieler naturheilkundlicher Präparate auf den Gelenkknorpel zu lesen. Insbesondere Gelatine wird eine Heilwirkung oder eine gelenkknorpelaufbauende Wirkung nachgesagt. Seit langer Zeit gilt in der Naturheilkunde und Volksmedizin der Verzehr von Knorpel und Knochen (als Konzentrat in Form von Gelatine, die aus Rinder- oder Schweineknochen, -knorpeln und -haut hergestellt wird) als Allheilmittel bei Erkrankungen und Beschwerden der Gelenke. Bereits bei Hildegard von Bingen (um 1100) finden sich Anleitungen zur Herstellung von Suppen aus Knochen und Knorpeln zur Behandlung von Schmerzen in Gelenken und Gliedern. Einen schmerzstillenden Effekt haben diese Substanzen nicht.

Speisegelatine ist ein in der Lebensmittelindustrie oft verwendeter Rohstoff. Gelatine wird in der Regel durch Extraktion aus tierischem Bindegewebe (Kollagen) nach Säure- und Baseneinwirkung gewonnen. Das isolierte Eiweiß besitzt eine charakteristische Zusammensetzung der Eiweißbausteine. Das Interesse der Arthrosepatienten an Gelatineprodukten ergibt sich aus der weitgehenden Ähnlichkeit in der Zusammensetzung zu menschlichem Kollagen als Bestandteil des Bindegewebes. Entsprechend der

!

Ein hartnäckiges Ernährungsmärchen: Speisegelatine wirkt *nicht* gegen Knorpelschäden.

ursprünglichen Hypothese sollen durch die Gabe von Gelatine oder Gelatinehydrolysaten durch Belastung ausgelöste Knorpelschäden vorgebeugt oder sogar behandelt werden. Das ist jedoch nicht möglich. Das in der Gelatine – und vielen anderen Lebensmitteln – vorkommende Hydroxyprolin ist zwar für den Knorpel wichtig, aber es wird im Verdauungsprozess wie andere Eiweiße abgebaut und kann nicht direkt in den Knorpelaufbau einfließen.

Arthritis – Gelenkentzündung mit vielen Ursachen

Mit dem Wort Arthritis bezeichnet der Arzt eine Gelenkentzündung. Sie kann chronisch oder akut verlaufen. Die Arthritis geht mit Schmerzen, Schwellungen, Überwärmung, Bewegungseinschränkungen und bei bestimmten Formen auch mit Erguss und Rötung der betroffenen Gelenke einher. Es gibt akute und chronische Verlaufsformen. Bei der chronischen Arthritis steht der Funktionsverlust der Gelenke im Vordergrund der Beschwerden.

!

Eine Arthritis äußert sich durch Schmerzen, aber auch durch eine Überwärmung des Gelenks.

Im Gegensatz zu einer verschleißbedingten Gelenkerkrankung, der Arthrose, tritt der Schmerz bei einer Gelenkentzündung typischerweise in Ruhe auf und bessert sich bei Bewegung. Bei starken Entzündungen kommt es zu nächtlichen Gelenkschmerzen, von denen man aufwacht. Ebenfalls typisch für entzündliche Gelenkerkrankungen ist eine ausgeprägte Morgensteifigkeit, die je nach Schwere und Aktivität der Erkrankung bis weit in den Tag andauert und teilweise sogar den ganzen Tag über nicht verschwindet.

Die Arthritis kann viele Ursachen haben. Dazu gehören Infektionen, Rheuma, entzündliche Bindegewebserkrankungen, Allergien nach Magen-Darm-Erkrankungen (wie beispielsweise Morbus Crohn, Colitis ulcerosa, Magenresektion), Stoffwechselerkrankungen (beispielsweise Gicht, Diabetes mellitus), Fettstoffwechselstörungen, Hormonstörungen (beispielsweise Über- oder Unterfunktion der Schilddrüse), bei Erkrankungen der Blutbildung, Blutgerinnung, bösartigen Krankheiten wie Krebskrankheiten, Krankheiten der Gelenke selbst und Nervenkrankheiten. Die chronische Form der Arthritis ist in der Regel eine Arthritis des rheumatischen Formenkreises.

Einteilung der Arthritis nach der Zahl der betroffenen Gelenke
- Monoarthritis betrifft ein Gelenk (beispielsweise Kniegelenk)
- Oligoarthritis betrifft einige Gelenke
- Polyarthritis betrifft viele Gelenke

Rheumatoide Arthritis

Die chronische (dauerhafte) Polyarthritis (viele Gelenke betreffend) zählt zu den Krankheiten des rheumatischen Formenkreises und ist die häufigste entzündliche Gelenkerkrankung. Sie wird auch rheumatoide Arthritis genannt. Die chronische Polyarthritis ist eine entzündliche Systemerkrankung, die überwiegend die Gelenke befällt. Der Begriff Systemerkrankung bedeutet, dass der gesamte Körper mit in die Krankheit einbezogen ist und sie sich nicht nur auf die Gelenke beschränkt. Ein wichtiges Kennzeichen ist, dass in der Regel viele Gelenke an Händen und/oder Füßen entzündet sind.

!

Die chronische Polyarthritis zählt zu den häufigsten entzündlichen Gelenkerkrankungen.

Die Entzündung äußert sich in Schmerzen, Schwellungen und Erwärmung der betroffenen Gelenke. Eine dauerhaft anhaltende Gelenkentzündung kann zu einer fortschreitenden Zerstörung des Gelenkknorpels und Knochens in der Nähe des Gelenks führen, sofern sie nicht mit einer wirksamen Therapie behandelt wird.

!

Die Ursache der Erkrankung ist nicht eindeutig geklärt.

Ursachen der rheumatoiden Arthritis

Die Ursachen der rheumatoiden Arthritis sind bis heute unbekannt. Man geht davon aus, dass es sich um eine sogenannte Autoimmunerkrankung handelt, bei der es zu einer Fehlsteuerung des körpereigenen Abwehrsystems (des Immunsystems) kommt und dieses Zellen des eigenen Körpers angreift. Angriffsziel des außer Kontrolle geratenen Immunsystems ist zunächst die Gelenkinnenhaut (Synovialis), aber auch andere Körpergewebe können betroffen sein. Dadurch werden in Gelenken und in den anderen betroffenen Körpergeweben Entzündungsreaktionen ausgelöst. Da der Entzündungsauslöser, nämlich die Fehlsteuerung des Immunsystems, bestehen bleibt, wird die Entzündung immer wieder angeheizt. Was die anfängliche Fehlsteuerung des Immunsystems auslöst, ist bis heute noch ein Rätsel. Man geht davon aus, dass mehrere Faktoren am Ausbruch der Krankheit beteiligt sind. Möglicherweise spielen Infektionen mit Bakterien oder Viren eine Rolle. Als (Mit-)Auslöser diskutiert werden aber auch andere Faktoren wie Stress, Ernährung, Umweltverschmutzung, etc. Ein Faktor ist eine von Geburt an festgelegte Neigung zu dieser Erkrankung. Durch diese genetische Veranlagung kann es zu einer Krankheitshäufung bei Blutsverwandten kommen, jedoch sind zum Beispiel bei eineiigen Zwillingen nur in 15 Prozent beide Geschwister erkrankt.

Da die Ursache der Erkrankung nicht eindeutig geklärt ist, kann man für eine Vorbeugung keine Empfehlung geben. Eine rechtzeitige Behandlung im frühen Stadium kann das Fortschreiten der chronischen Polyarthritis jedoch verlangsamen.

Wie verläuft die rheumatoide Arthritis?

Der Verlauf der Erkrankung ist individuell. Jedoch haben sich einige typische Verlaufsformen der Erkrankung herauskristallisiert. Die häufigste Form ist ein langsames Fortschreiten der Gelenkzerstörung mit zunehmendem Funktionsverlust der betroffenen Gelenke über die Jahre. Circa 60 bis 70 Prozent der Patienten leiden an diesem Fortschreiten, weitere zehn Prozent sind von einer sehr aggressiven Verlaufsform mit ausgeprägten Gelenkentzündungen und rasch zunehmender Zerstörung betroffen. Zehn bis 20 Prozent der Patienten haben das Glück, eine milde Verlaufsform mit leichten Schüben und langen Zeitintervallen mit weitgehender Beschwerdefreiheit zu haben. Die Gelenkzerstörung schreitet oft in den ersten Jahren besonders rasch voran; nach drei Jahren sind bei etwa 70 Prozent der Patienten im Röntgenbild bereits sichtbare Veränderungen festzustellen.

!

Häufigster Verlauf: Langsames Fortschreiten der Gelenkzerstörung mit zunehmendem Funktionsverlust.

Bei Vorhandensein bestimmter Krankheitsmerkmale ist die Wahrscheinlichkeit für einen schwereren Krankheitsverlauf höher. Das bedeutet nicht, dass die Erkrankung unbedingt ungünstig verlaufen muss, ist aber ein Zeichen dafür, dass eine intensiv wirksame Therapie angewendet werden sollte. Zu den ungünstigen Krankheitsfaktoren gehören:

- Ein positiver Rheumafaktor
- Das frühe Auftreten von Rheumaknoten
- Hohe Entzündungswerte im Blut
- Eine große Anzahl geschwollener und schmerzhafter Gelenke
- Bereits zu Krankheitsbeginn sichtbare Knochenveränderungen im Röntgenbild
- Eine lang anhaltende Morgensteifigkeit
- Frühe Funktionsverluste der Gelenke

Die Erkrankung kann über mehrere Jahre in vier Stadien verlaufen. Mit den fortschreitenden Gelenkveränderungen gehen zunehmende Einschränkungen der Beweglichkeit und der Gelenkfunktion einher. Allerdings: Wird von Anfang an konsequent behandelt, so lassen sich Spätschäden verzögern oder sogar verhindern.

Diagnose der rheumatoiden Arthritis

Morgensteifigkeit der Gelenke, Rheumaknoten (häufig am Ellenbogen), Rheumafaktoren im Blut und typische Röntgenbilder von den betroffenen Gelenken sprechen für die Diagnose „chronische Polyarthritis“. Die Entzündungen in den Gelenken treten immer paarweise auf, d. h., immer ist das linke und das entsprechende rechte Gelenk beteiligt. Nach der Amerikanischen Rheuma-Gesellschaft (American College of Rheumatology) kann eine chronische Polyarthritis diagnostiziert werden, wenn vier der folgenden sieben Kriterien erfüllt sind:

- Morgensteifigkeit der Gelenke von wenigstens einer Stunde; seit mindestens sechs Wochen
- Gelenkschwellung an mindestens drei von 14 möglichen Gelenkregionen (rechte und linke Fingermittel-, Fingergrund- und Handgelenke, Ellenbogen, Knie, obere Sprunggelenke, Zehengrundgelenke); seit mindestens sechs Wochen
- Wenigstens eine Schwellung im Bereich der genannten Handregionen; seit mindestens sechs Wochen
- Symmetrischer Befall von Gelenkregionen – also rechtes und linkes Handgelenk oder ähnlich an den Füßen oder Knien; seit mindestens sechs Wochen
- Rheumaknoten
- Rheumafaktoren im Serum
- Typische radiologische Veränderungen im Bereich der Hände

Die wichtigsten Untersuchungsmethoden:

- Patientenbefragung und körperliche Untersuchung
- Laboruntersuchungen
- Gelenkultraschall
- Gelenkpunktion
- Röntgendiagnostik
- Skelettszintigraphie
- Computertomographie und Kernspintomographie (NMR)

Therapie der rheumatischen Polyarthritis

Man unterscheidet die medikamentöse Therapie, die entzündungshemmend, abschwellend und schmerzlindernd wirkt, und die physikalische Therapie zum Erhalt der Beweglichkeit. Bei etwa der Hälfte der Betroffenen verläuft die chronische Polyarthritis leicht, wenn die Therapie konsequent nach den Anweisungen des Arztes durchgeführt wird. Falls Nebenwirkungen bei den Rheumamedikamenten auftreten, kann der Mediziner in den meisten Fällen die Therapie auf eine besser verträgliche Dosis oder Substanz umstellen.

Regeln bei chronischer Polyarthritis:

- Regelmäßige Medikamenteneinnahme
- Evtl. Kältebehandlung
- Evtl. Bewegung (mit dem Arzt absprechen!)
- Anti-entzündliche Ernährungsweise mit Omega-3-Fettsäuren und individuelle Diätberatung

> !
> Man unterscheidet die medikamentöse von der physikalischen Therapie.

Zu den bekanntesten Rheumamitteln gehören die nichtsteroidalen Antirheumatika, die einerseits den Schmerz und die Entzündung beseitigen können, indem sie das Prostaglandin hemmen. Andererseits gehört das Prostaglandin im Verdauungstrakt zu den Schutzfaktoren, dessen Hemmung zu einer Schädigung der Magenschleimhaut führen kann. Unerwünschte Nebenwirkungen wie Gastritis oder Magengeschwür sind deshalb regelmäßige Begleiter einer Therapie mit nichtsteroidalen Antirheumatika. Weil viele rheumatische Beschwerden bei älteren Menschen verstärkt auftreten, die häufig einen empfindlichen Magen haben und bereits verschiedene Medikamente gegen unterschiedliche Erkrankungen einnehmen, sollte immer eine Substanz bevorzugt werden, die bei vergleichbarer Wirksamkeit möglichst geringe Nebenwirkungen hat. Die Therapie der chronischen Polyarthritis ist individuell unterschiedlich. Sie besteht in Physiotherapie (Bewegungstherapie), physikalischen Anwendungen (beispielsweise

Kälte-/Wärmetherapie), Ernährungstherapie, Medikamenten und eventuell Operationen.

!

Arthritis urica ist eine Gelenkentzündung infolge einer Hyperurikämie oder Gicht.

Arthritis urica

Eine Gelenkentzündung infolge einer Hyperurikämie oder Gicht nennt man Arthritis urica. Der erste Gichtanfall mit Gelenkentzündung tritt meist erst nach dem 30. Lebensjahr auf. Aus voller Gesundheit überfällt den Betroffenen eine massive Schmerzattacke an einem Gelenk. In der Regel ist das Großzehengrundgelenk betroffen. Es ist gerötet, geschwollen, warm bis heiß und schmerzt stark. Ohne Behandlung hält der Anfall einige Tage bis Wochen an. Mit Behandlung lassen der Schmerz rasch und die anderen Beschwerden nach kurzer Zeit nach. Mit und ohne Behandlung wird das Gelenk wieder voll funktionstüchtig. Solche Anfälle können ohne Behandlung immer wieder auftreten und später ist das Gelenk auch außerhalb des Anfalls nicht mehr schmerzfrei, sondern aufgetrieben, deformiert und in der Beweglichkeit eingeschränkt.

Gicht ist eine Stoffwechselkrankheit, bei der die Harnsäurewerte im Blut erhöht sind. Harnsäure entstammt den Purinkörpern, die im menschlichen Körper und in vielen tierischen Lebensmitteln vorkommen. Die erhöhten Harnsäurewerte bezeichnet der Mediziner als Hyperurikämie. Die Harnsäure kann nur über die Nieren ausgeschieden werden. Liegt eine Stoffwechselstörung vor, ist die Ausscheidung gestört oder fallen bei einer Fehlernährung zu viele Purinkörper, die zu Harnsäure abgebaut werden, an, kommt es zu einer Anhäufung von Harnsäure im Blut. Überschreitet die Harnsäurekonzentration hier den Grenzwert, kommt es zur Ausbildung von Harnsäurekristallen, die sich vor allem in den Nieren und den Gelenken niederschlagen können. Die Kristalle in den Gelenken führen zum oben beschriebenen, äußerst schmerzhaften Gichtanfall. Auslöser eines Gichtanfalls sind oftmals üppige Fleischmahlzeiten und übermäßiger

Alkoholkonsum sowie zu wenig trinken. Zwischen den einzelnen Gichtanfällen können lange, beschwerdefreie Zeiten liegen.

Bei dieser Arthritisform zeigen sich in der Regel Gichtknoten in den betroffenen Gelenken. Besonders auffällig sind diese Knoten an den Händen. Ab einer Harnsäurekonzentration im Serum von 9,3 mg/dl haben mehr als 90 Prozent einen Gichtanfall mit den Zeichen einer Arthritis urica. Wenn bereits Arthritis diagnostiziert wurde – insbesondere bei Männern und bei dem Befall der unteren Extremitäten – und ein erhöhter Harnsäurewert im Serum vorliegt, handelt es sich meistens um eine Arthritis urica.

Therapie bei Arthritis urica

Die Therapie besteht in der Behandlung der Grunderkrankung, der Gicht oder Hyperurikämie. In der Regel bedeutet dies Medikamenteneinnahme und eine gezielte Ernährungsumstellung.

!

Die beste Therapie: eine gezielte Ernährungsumstellung.

In der Ernährung ist darauf zu achten, dass wenig Fleisch, Fisch, Geflügel und Wurst sowie keine Innereien, Fleischextrakt oder -brühe, Kleinfische, Sojaprodukte, Fisch- oder Geflügelhaut verzehrt werden. Empfehlenswert ist der langsame Abbau von bestehendem Übergewicht. Täglich sollten zwei bis 2,5 Liter getrunken werden. Alkoholische Getränke hemmen die Harnsäureausscheidung und sind daher nicht geeignet. Bier hat diese Wirkung und enthält zusätzlich Purinkörper. Die Ernährungsumstellung sollten Betroffene mit einem Diätassistenten besprechen, sie ersetzt jedoch keine Medikamente und umgekehrt.

Regeln bei Gicht und Hyperurikämie:

- Keine Innereien, Fleischbrühe, Haut von Fisch und Geflügel
- Maximal 100 g Fleisch, Fisch, Geflügel oder Wurst am Tag
- Keine alkoholischen Getränke
- Viel trinken (2–2,5 Liter)
- Übergewicht langsam reduzieren
- Regelmäßige Medikamenteneinnahme
- Diätberatung

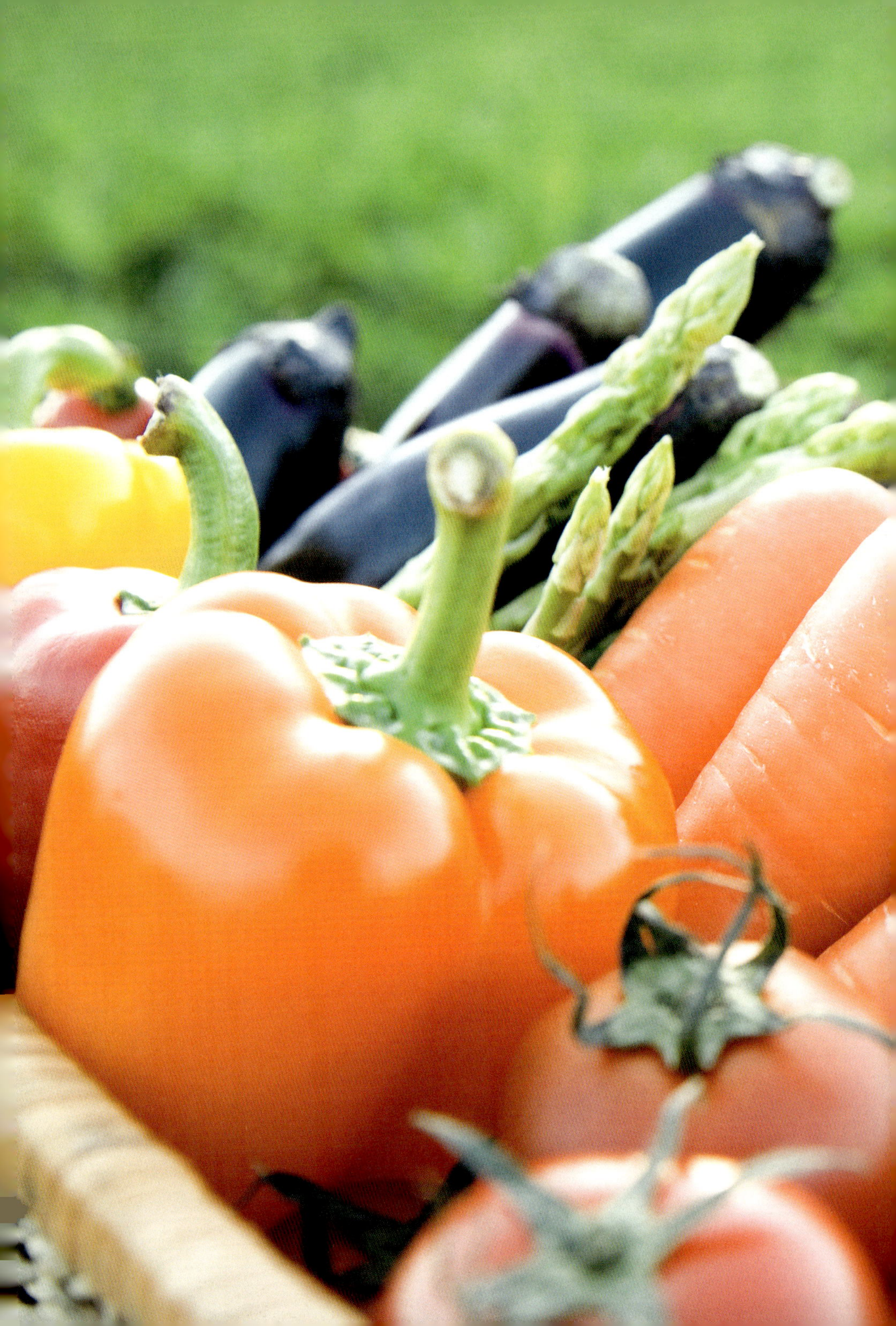

DIE ERNÄHRUNG UMSTELLEN – ABER WIE?

Wenn Sie unter Arthritis oder Arthrose leiden, profitieren Sie von einer Ernährung, die arm an entzündungsförderlicher Arachidonsäure und reich an Omega-3-Fettsäuren ist. Wichtig ist aber die ausreichende Aufnahme aller Nährstoffe.

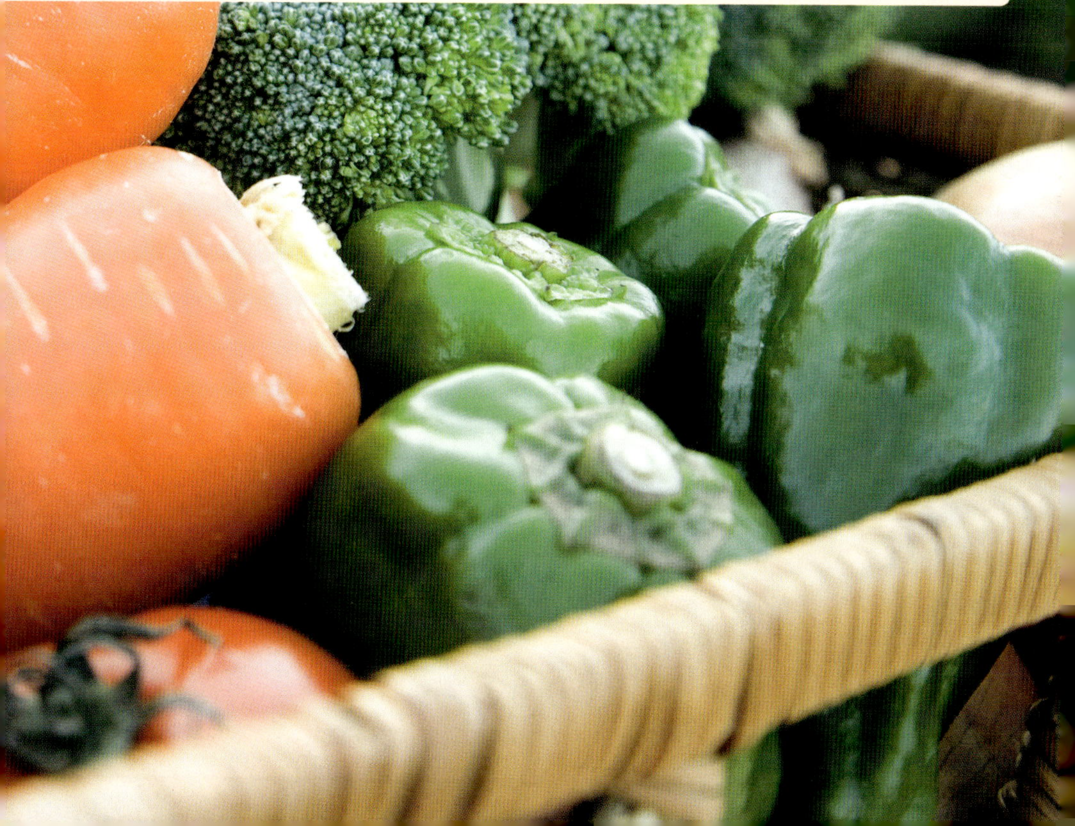

Nährstoffe kennen – was ist jetzt besonders wichtig?

!

Leider gibt es keine Arthritis- oder Arthrose-„Diät“.

Es gibt keine Arthritis- oder Arthrose-„Diät“, die alle Beschwerden und Begleiterscheinungen wegzaubert. Doch seit längerer Zeit ist bekannt, dass bestimmte Nährstoffe einen günstigen Einfluss auf entzündliche Prozesse im Allgemeinen haben. Bei Arthritis urica kommt der Ernährung eine besondere Rolle zu, es sollte eine purinreduzierte Kost mit wenig Fleisch, Wurst und Fisch, aber reichlich Milch und Milchprodukten sowie ab und zu Eiern eingehalten werden. Bei Arthrose sollte eine Gewichtsreduktion, sofern Übergewicht vorliegt, angestrebt werden. Bei allen entzündlichen Gelenkerkrankungen hilft eine arachidonsäurearme Kost, die reich an Antioxidanzien und Omega-3-Fettsäuren ist. Aber auch Nährstoffe, die wir mit der täglichen Nahrung zu uns nehmen, spielen bei der Ernährungstherapie eine Rolle.

Kohlenhydrate

Die direkte Energieversorgung des Körpers über den Blutzucker stammt aus kohlenhydratreichen Nahrungsmitteln wie Getreideprodukten (Vollkornprodukten ist dabei der Vorzug vor Weißmehlprodukten zu geben), Gemüse, Salat, Kartoffeln und Obst sowie Zucker. Dieser erhöht jedoch im Übermaß aufgenommen das Körpergewicht und kann Karies hervorrufen – im Zweifelsfall ist hier weniger mehr.

Mit Ausnahme von Zucker und Zuckerreichem sind kohlenhydratreiche Nahrungsmittel gesund – nicht nur für den Darm! – und relativ kalorienarm. Kohlenhydrate sind neben Wasser mengenmäßig der bedeutendste Bestandteil der Nahrung.

Eine kohlenhydratreiche Kost ist immer voluminös und sättigend, wenn sie ballaststoffreich ist. Ballaststoffe sind unverdauliche Kohlenhydrate. Sie sorgen für eine gute Sättigung. Obst, Gemüse, Kartoffeln und Getreideprodukte sind reich an wertvollen

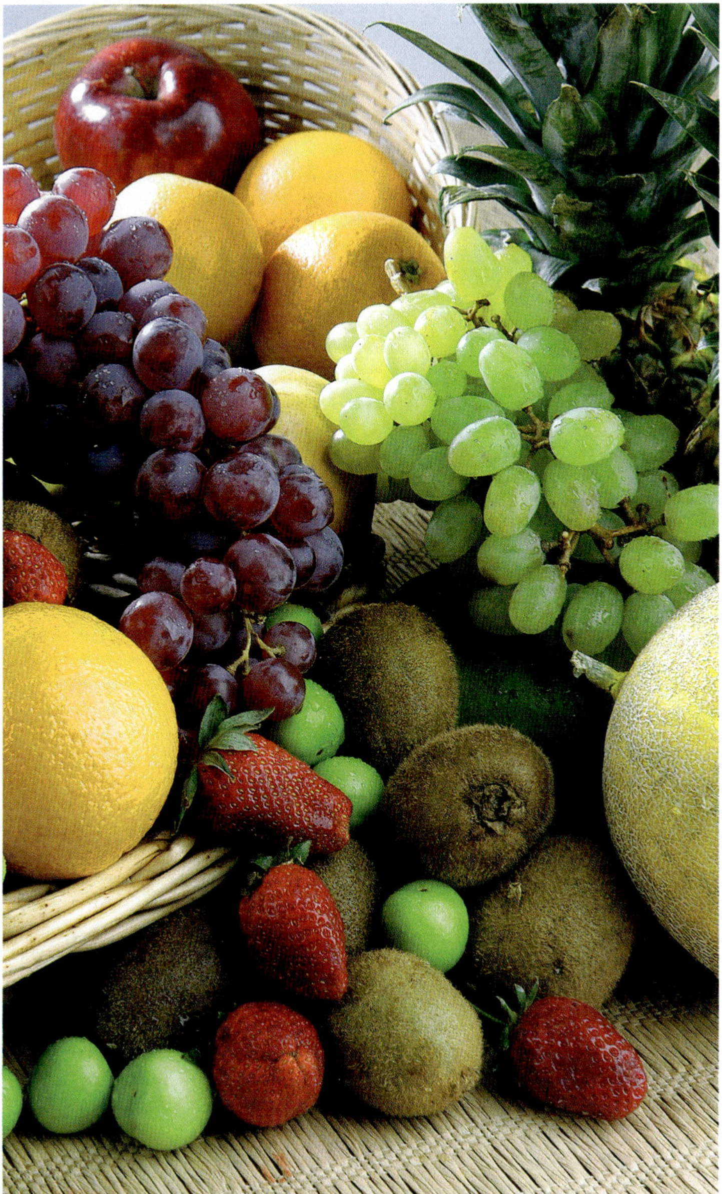

Obst, Gemüse, Kartoffeln und Getreideprodukte sind reich an wertvollen Ballaststoffen und somit ein wichtiger Bestandteil der Ernährung.

Ballaststoffen und somit ein wichtiger Bestandteil der Ernährung. Der Darm ist auf Ballaststoffe angewiesen, um funktionieren zu können.

Eiweiße

Eiweiße kann der Körper nicht selbst herstellen, wir müssen sie mit der Nahrung aufnehmen. Eiweiß dient dem Körper als Baustoff für die Muskulatur, aber auch zur Bildung zahlreicher Hormone und Enzyme, beispielsweise die, die für die Verdauung notwendig sind. Menschen, die unter Arthritis oder Arthrose leiden, sollten ihren Eiweißbedarf über pflanzliche Nahrungsmittel (beispielsweise Hülsenfrüchte oder Pilze), fettarme Milch, fettarme Milchprodukte, Seefisch und mageres Fleisch sowie Wurstwaren

Ihren Eiweißbedarf sollten Sie über pflanzliche Nahrungsmittel decken.

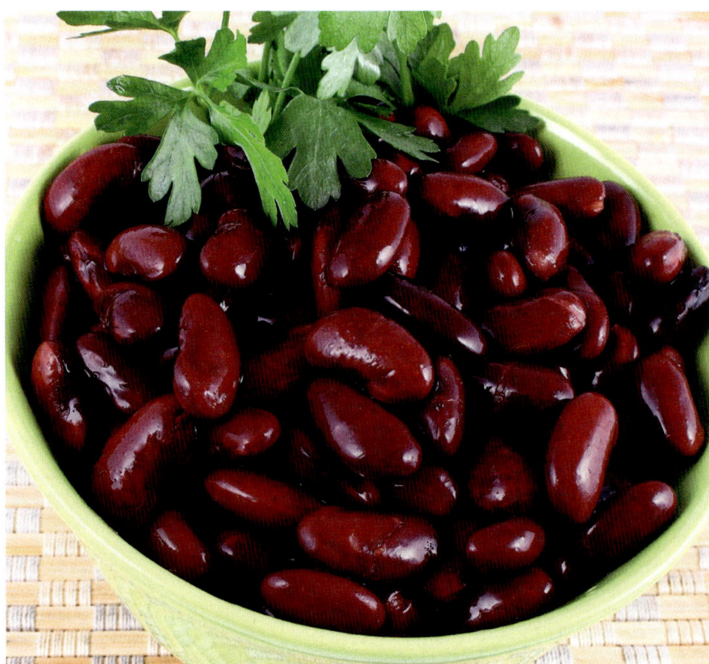

decken. Diese Nahrungsmittel sind nicht so reich an entzündungsförderlicher Arachidonsäure. Eiweiße haben keinen direkten Einfluss auf die Arthritis oder Arthrose. Bei Arthritis urica, Hyperurikämie und Gicht sollten aber purinreiche Lebensmittel gemieden werden.

Fette

Fett ist der energiereichste Nährstoff. Ein Gramm Fett hat mehr als doppelt so viele Kalorien wie Kohlenhydrate oder Eiweiß. Bei entzündlichen Erkrankungen wie der Arthritis kommt der richtigen Fettauswahl eine große Bedeutung zu, denn bestimmte Fettbausteine (Fettsäuren) fördern die Entzündung, und andere hemmen sie. Auch Arthrosepatienten sollten ausschließlich hochwertige Vitamin-E-reiche Pflanzenöle und Diät- oder Reformmargarine verwenden. Oliven- und Rapsöl haben einen sehr hohen Gehalt an einfach ungesättigten Fettsäuren, die die Gefäße schützen.

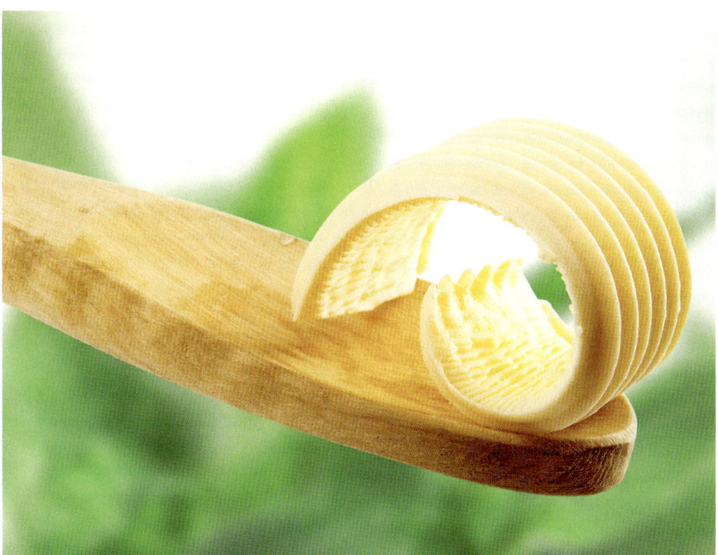

Arthrosepatienten sollten ausschließlich hochwertige Vitamin-E-reiche Pflanzenöle und Diät- oder Reformmargarine verwenden.

!

Fette haben einen direkten Einfluss auf die Arthritis und Arthrose.

Übergewichtige profitieren von einer äußerst sparsamen Verwendung der genannten Fette. Auf fettreiche tierische Produkte und fette Süßigkeiten sollten Sie ganz verzichten. Fette haben einen direkten Einfluss auf die Arthritis und Arthrose.

Fettsäuren und Entzündungen

Rheumaerkrankungen stehen in engem Zusammenhang mit entzündlichen Reaktionen des Körpers. Diese Entzündungsprozesse werden durch bestimmte Botenstoffe vermittelt, die wiederum in engem Zusammenhang mit der Ernährung stehen. Die Ernährungstherapie dient also unter anderem der Verminderung der – aus bestimmten Eikosanoiden gebildeten – Entzündungsmediatoren. Eikosanoide sind hormonähnliche Substanzen, die aus mehrfach ungesättigten Fettsäuren mit einer Kettenlänge von 20 Kohlenstoffatomen gebildet werden (20 heißt im Griechischen Eikos). Eikosanoide, die aus der mehrfach ungesättigten Fettsäure Arachidonsäure gebildet werden, sind maßgeblich an der Entzündungsreaktion der Gelenke beteiligt. Bei allen entzündlichen Gelenkerkrankungen ist es mehr als sinnvoll, die Zufuhr von Arachidonsäure zu beschränken, da sonst die Entzündung unterhalten wird. Ein niedriger Arachionsäurespiegel heißt weniger Entzündung und Schmerzen.

!

Wenig Fleisch und Fasten haben sich im akuten Rheumaschub bewährt.

Arachidonsäure wird über Fleisch zugeführt. Alle pflanzlichen Lebensmittel sind arachidonsäurefrei. Je mehr Arachidonsäure zur Verfügung steht, desto mehr entzündungsfördernde Eikosanoide werden gebildet. Unter Fasten, wie es oftmals im akuten Rheumaschub empfohlen wird, kommt es zum starken Abfall der Arachidonsäurekonzentration. Dadurch gehen die Entzündung und der Schmerz zurück. Arachidonsäure hat einen speziellen Stoffwechselweg, der sie vor der energetischen Verwertung schützt und zur Anreicherung in den Körperzellen führt.

Bei einer stark fleischreduzierten Ernährung wirkt sich neben der Arachidonsäurearmut der hohe Gehalt an der mehrfach

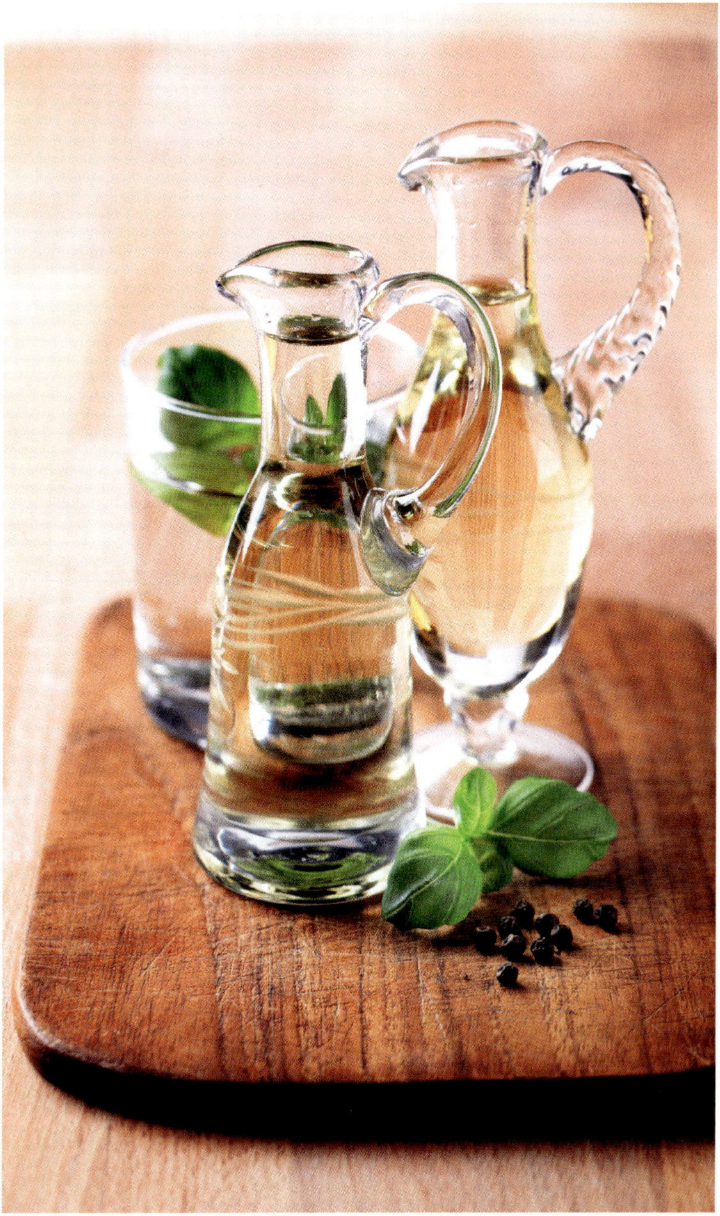

Bei einer stark fleischreduzierten Ernährung wirkt sich neben der Arachidonsäurearmut der hohe Gehalt an der mehrfach ungesättigten Linolsäure positiv aus.

ungesättigten Linolsäure positiv aus. Reich an Linolsäure sind die pflanzlichen Fette Leinöl, Rapsöl und Sojaöl. Auch daraus hergestellte Margarinen sind für Rheumatiker empfehlenswert.

Omega-3-Fettsäuren

In Fischölen kommen verschiedene Omega-3-Fettsäuren vor. Im Gegensatz zur Arachidonsäure wirken sich Omega-3-Fettsäuren positiv auf die Entzündungssituation aus. Eine Kost, die arm an Arachidonsäure und reich an Omega-3-Fettsäuren ist, hemmt die Entzündungsreaktionen (nicht nur der Gelenke, auch bei chronisch entzündlichen Darmerkrankungen, Multipler Sklerose sowie anderen entzündlichen Erkrankungen). Wichtig ist, dass Omega-3-Fettsäuren von Fischen oder aus Algen besser wirken als die aus pflanzlichen Ölen.

!

Studien belegen: Omega-3-Fettsäuren wirken entzündungshemmend.

In einer Studie wurde Patienten mit entzündlichen rheumatischen Erkrankungen 2,7 g Eikosapentaensäure und 1,8 g Docosahexaensäure täglich verabreicht. Das sind beides Omega-3-Fettsäuren. Danach konnte insbesondere eine bessere Beweglichkeit der von Rheuma befallenen Gelenke und ein Rückgang der morgendlichen Steife in den kleinen Fingergelenken beobachtet werden. Gleichzeitig konnten Rückbildung von Entzündungsparametern und -auslösern gemessen werden. In anderen Untersuchungen, die täglich zehn Gramm Fischöl einschlossen, zeigte sich, dass der Bedarf an Medikamenten deutlich sank und die Entzündungen zurückgingen.

In klinischen Studien haben sich Omega-3-Fettsäuren als wirksam bei chronischer Polyarthritis und anderen entzündlichen Gelenkerkrankungen erwiesen. Die Wirkung einer arachidonsäurearmen Kost wird durch die gleichzeitige Einnahme von Omega-3-Fettsäuren verstärkt. Um eine ausreichende Menge zu erreichen, ist häufig die tägliche Einnahme eines Präparates aus der Apotheke notwendig.

Die Dosisempfehlung beträgt 25 bis 35 mg Omega-3-Fettsäuren pro Körperkilogramm Ist-Gewicht. Beispiel: Ein 70 kg schwerer Patient benötigt 1,75 bis 2,45 g Omega-3-Fettsäuren.

Vitamine und Mineralstoffe

Es gibt wasserlösliche und fettlösliche Vitamine. Genauso wie Mineralstoffe, die in Mengen- und Spurenelemente eingeteilt werden, sind sie lebensnotwendige Nahrungsbestandteile. Wir müssen sie täglich in ausreichender Menge aufnehmen, denn für die meisten Vitalstoffe, wie Vitamine und Mineralstoffe oft bezeichnet werden, gibt es im Körper keine Speicher. Im Rahmen einer ballaststoffreichen, gesunden Ernährungsweise liegt die Zufuhr der meisten Vitamine und Mineralstoffe im „grünen Bereich". In der Durchschnittbevölkerung gibt es oftmals einen Mangel an Fluorid, Jodid, Zink und Magnesium. Auch B-Vitamine, insbesondere Folsäure, werden häufig in geringen Mengen

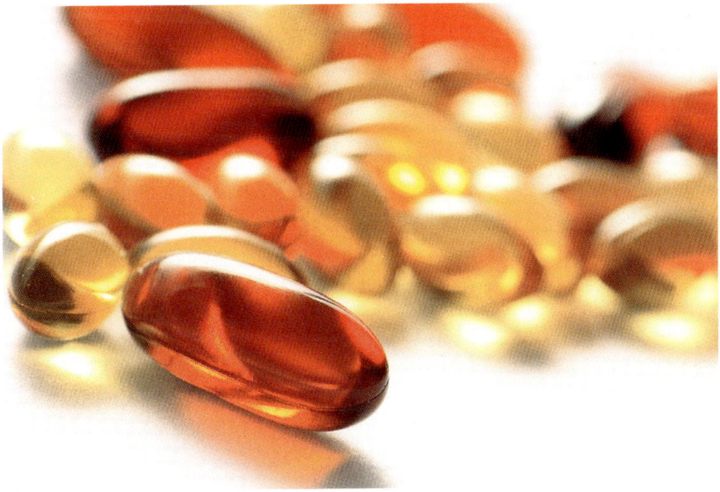

Die zusätzliche Einnahme von Vitamin E pflanzlicher Herkunft hat sich bei Arthritis, Arthrose und anderen rheumatischen, entzündlichen Erkrankungen bewährt.

aufgenommen. Der Jod- und Fluoridbedarf ist leicht durch eine gesunde, ballaststoffreiche Ernährung mit Seefisch und fluoridiertem Jodsalz zu decken. Auch Magnesium- und ein Zinkmangel lassen sich zuweilen nur über Tabletten ausgleichen.

!

Gut ist eine zusätzliche Verabreichung von antioxidativ wirksamen Vitaminen.

Die zusätzliche Verabreichung von antioxidativ wirksamen Vitaminen, insbesondere Vitamin E pflanzlicher Herkunft, hat sich bei Arthritis, Arthrose und anderen rheumatischen, entzündlichen Erkrankungen bewährt.

Bei diesen Krankheiten kommt es zu erhöhtem oxidativen Stress. Oxidation lässt sich leicht mit dem Begriff „rosten" erklären: Unter Sauerstoffeinfluss werden Zellen geschädigt. Antioxidative Stoffe, beispielsweise Vitamin E, schützen vor diesen Veränderungen. Leicht vorstellbar ist das anhand eines Apfels. Ein geschälter Apfel wird unter dem Einfluss von Sauerstoff braun, er oxidiert (rostet sozusagen). Träufeln Sie Zitronensaft darüber, bleibt das aus. Hier wirkt der Zitronensaft als antioxidatives Mittel. Antioxidativ sind unter anderem die Vitamine E, C und die Mineralstoffe Zink und Selen. Zinktabletten, die die Trägersubstanz Histidin enthalten, sind besonders antioxidativ. Die antioxidative Wirkung ist besonders gut, wenn die jeweiligen Antioxidantien miteinander kombiniert werden.

Laktovegetabile Kost

Patienten mit entzündlichen rheumatischen Erkrankungen können ihre Therapie mit einer sogenannten laktovegetabilen Ernährung wirksam unterstützen. Sie besteht aus Milch, Milchprodukten, veganen Nahrungsmitteln und Fisch und ist reich an Kalzium, antioxidativen Vitaminen und Omega-3-Fettsäuren. Mit einer solchen Ernährung werden dem Körper nur rund 50 mg Arachidonsäure zugeführt, während eine herkömmliche Kost zwischen 200 und 400 mg täglich enthält.

Feind der Gelenke – das Übergewicht

Viele Menschen, die unter einer Arthritis oder Arthrose leiden, sind übergewichtig. Insbesondere bei Arthrose ist Übergewicht problematisch, da es die Gelenke belastet. Besonders in der Kindheit und Jugend ist ein Normalgewicht wichtig, um eine spätere Arthrose zu vermeiden. Menschen, die bereits unter Arthritis oder Arthrose leiden, können sich Erleichterung durch ein normales Gewicht verschaffen. Es lohnt sich!

!

Vor allem Übergewicht in der Kindheit verursacht später Arthrose.

Kennen Sie Ihren Body-Mass-Index?
Das Körpergewicht wird heute anhand des sogenannten Körpermassenindex (= Body-Mass-Index, BMI) bewertet. Dieser berechnet sich aus dem Körpergewicht im Verhältnis zur Körpergröße zum Quadrat. Sie können Ihren Body-Mass-Index leicht aus der untenstehenden Grafik ablesen und auf einen Blick feststellen, ob Ihr Gewicht im grünen, gelben oder roten Bereich liegt. Bilden Sie dafür den Schnittpunkt aus Ihrer Körpergröße und Ihrem Körpergewicht.

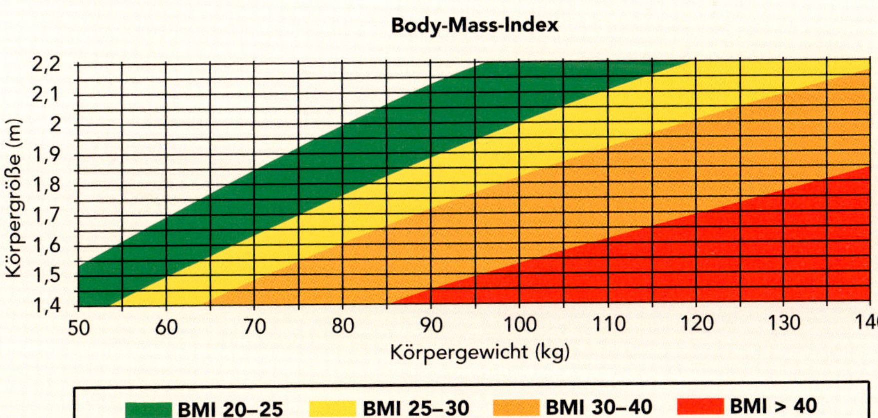

Richtig abnehmen bei Arthritis und Arthrose

Nach jahrelangen Diskussionen um die richtige Reduktionskost ist klar, dass eigentlich nur eine fettarme Ernährungsweise zur Gewichtsabnahme führen kann. Ein Gewichtsverlust von 500 Gramm wöchentlich ist dabei empfehlenswert. Die Energiezufuhr bei einer reduzierten Kost liegt idealerweise zwischen täglich 1200 und 1800 Kilokalorien. Wichtig ist es, auf die richtige Balance von Kohlenhydraten, Eiweißen und Fetten zu achten. Die Zufuhr von reichlich Ballaststoffen ist wichtig, um satt zu werden und den Darm in Schwung zu bringen.

Fasten

Zahlreiche Studien zeigen, dass für Patienten mit chronischer Polyarthritis Fasten gut ist. Das Fasten wird meist als Nulldiät (ohne Kalorienzufuhr) bei einer täglichen Flüssigkeitszufuhr von mindestens 2,5 Litern durchgeführt. Sinnvoller ist Saftfasten (ein bis zwei Liter Gemüse- oder Fruchtsaft). Eine Besserung stellt sich in der Regel innerhalb weniger Tage ein. Wird im Anschluss an das Fasten normal gegessen, verschlechtert sich der Zustand. Wird aber eine fettarme, vegetarische Ernährung mit Milchprodukten und Fisch eingehalten, bleiben die entzündlichen Prozesse reduziert.

Beim Fasten geht innerhalb von zwei Tagen die Eikosanoidsynthese auf rund ein Drittel des Ausgangswertes zurück. Der Abfall ist ursächlich mit der nicht vorhandenen Arachidonsäurezufuhr über die Nahrung verbunden. In einer Studie konnte bei Fasten sowohl bei den Laborwerten als auch bei den Beschwerden eine deutlich positive Wirkung nachgewiesen werden.

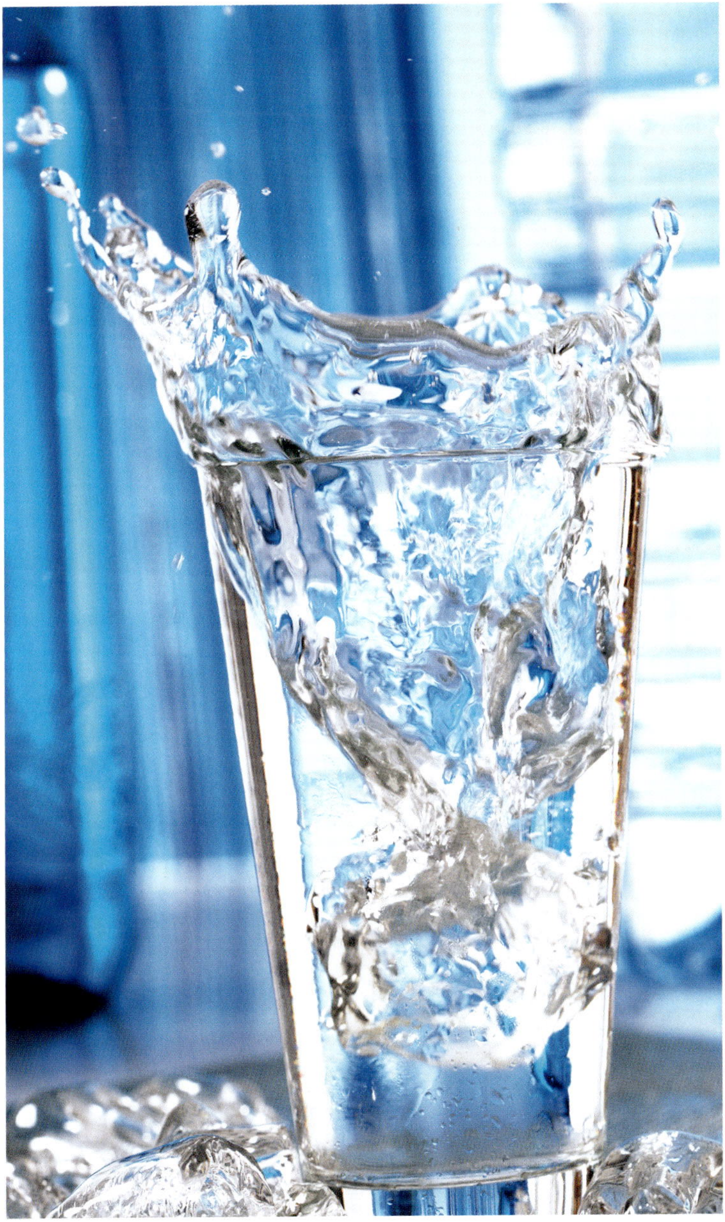

Studien zeigen, dass Fasten für Patienten mit chronischer Polyarthritis gut ist.

Richtig trinken bei Arthritis und Arthrose

Jeder Mensch sollte täglich mindestens zwei Liter trinken. Bei einer ballaststoffreichen Ernährung müssen es sogar 2,5 Liter täglich sein. Besonders Mineralwasser, Früchtetee und süßstoffgesüßte Limonaden sind hier zu empfehlen, denn zuckerreiche Limonaden und Colagetränke sind sehr kalorienreich. Täglich sollten nicht mehr als vier Tassen nicht zu stark gekochter Schwarztee oder Kaffee getrunken werden. Mineralwasser versorgt Sie nicht nur mit Flüssigkeit, sondern auch mit lebensnotwendigen Mineralien. Auch Gemüsesaft ist sehr gesund, wenn er nicht zu salzreich ist. Menschen, die unter entzündlichen oder degenerativen Gelenkerkrankungen leiden, sollten Getränke bevorzugen, die reichlich Vitamine und Mineralstoffe enthalten. Das sind beispielsweise Obst- und Gemüsesäfte (Möhren- und Tomatensaft). Auch kalziumreiches Mineralwasser ist bei allen Gelenkerkrankungen empfehlenswert.

Alkohol ist ein Gift!

Alkohol liefert fast so viele Kalorien wie Fett. Er fördert die Entstehung von Übergewicht, da er selbst reichlich Energie liefert und gleichzeitig den Fettabbau im Stoffwechsel hemmt. Einen direkten Einfluss auf die Gelenke oder Arthritis und Arthrose üben Alkoholika nicht aus. Bedenken Sie aber, dass Alkohol ein gefährliches Gift ist, das abhängig macht. Die gesundheitsförderlichen Aspekte, die insbesondere Wein oft zugeschrieben werden, liegen deutlich hinter den gesundheitsschädlichen Effekten von Alkoholika. Also: Weniger Alkohol ist mehr. Besonders wichtig ist, dass Sie Ihren Arzt und Apotheker befragen, wenn Sie Medikamente einnehmen und Alkohol trinken möchten.

Tagesplan für Arthritis- und Arthrosepatienten

FRÜHSTÜCK (702 KCAL)

Hafer-Leinsaat-Müsli mit Apfel-Bananen-Walnuss-Kefir und Fruchtjoghurt

- 4 EL Haferflocken, 20 g Walnüsse, 1 EL Leinsamen (trocken in der Pfanne angeröstet)
- 200 g Kefir entrahmt, 1 Apfel, 1 Banane, Zitronensaft, Süßstoff oder Zucker nach Geschmack
- 1 Becher fettarmer Fruchtjoghurt
- 2 Tassen Kaffee oder Tee (250 ml), Kondensmilch (4 % Fett), Zucker oder Süßstoff
- evtl. Zitronensaft für den Tee

Hinweise

Nährwerte

- 2000 Kilokalorien/ 8400 Kilojoule
- 120 g Eiweiß
- 60 g Fett – mit hohem Gehalt an Omega-3-Fettsäuren
- 232 g Kohlenhydrate
- 60 g Ballaststoffe
- 363 mg Vitamin C
- 21 mg Vitamin E
- 1328 mg Kalzium

ZWISCHENMAHLZEIT

- 2 Gläser kalziumreiches Mineralwasser (500 ml)

MITTAGESSEN (616 KCAL)

Lachsfilet im Broccolibett mit Pellkartoffeln und Himbeerquark

- 250 g Pellkartoffeln, 300 g Broccoli, Gemüsebrühe
- 200 g Lachsfilet, Limettensaft, Dill, Petersilie, weißer Pfeffer
- 100 g Himbeeren, Zitronensaft und Süßstoff oder Zucker nach Geschmack
- 100 g Magerquark, ein Schuss Mineralwasser zum Glattrühren des Quarks
- 1 großes Glas kalziumreiches Mineralwasser (250 ml), 1 Spritzer Mandarinensaft
- evtl. Süßstoff oder Zucker

ZWISCHENMAHLZEIT

- 2 Tassen Kaffee oder Tee (250 ml), Kondensmilch (4 % Fett), Zucker oder Süßstoff
- evtl. Zitronensaft für den Tee

ABENDESSEN (586 KCAL)

Getoastetes Vollkornbrot mit Räucherlachs und Harzer Käse
Grüne-Bohnen-Salat mit heißem Birnen-Haselnuss-Dressing

- 2 Scheiben Vollkornbrot (frisch getoastet), 10 g Diätmargarine
- 1 Scheibe Räucherlachs, 1 Zweig Dill, einige Spritzer Limettensaft, Meerrettich nach Geschmack
- 30 g Harzer Käse, einige Zwiebelringe, Petersilie zum Bestreuen
- 200 g grüne Bohnen, 1 Birne, Limettensaft, Süßstoff nach Geschmack
- wenig Salz, wenig weißer Pfeffer, 1 EL Sherryessig
- 20 g gehackte Haselnüsse, frische Petersilie
- 2–3 Tassen Tee (375 ml), Kondensmilch (4 % Fett), Zucker oder Süßstoff, evtl. Zitronensaft

ZWISCHENMAHLZEIT (99 KCAL)

- 1 Flasche Mineralwasser
- 1 Kiwi
- 1 Apfel

Der Tagesplan ist zur Energiebedarfsdeckung einer Person mittleren Alters, die keine schwere körperliche Tätigkeit verrichtet, gut geeignet. Für eine Gewichtsreduktion müssten rund 500 kcal eingespart werden. Der Bedarf an lebenswichtigen Mikro- und Makronährstoffe ist gedeckt.
Da jedoch Arthritis- und Arthrosepatienten oftmals einen erhöhten Vitamin E und C Bedarf haben, sollten diese zusätzlich gegeben werden. Auch ist an diesem Tag der Bedarf an antientzündlichen Omega-3-Fettsäuren gedeckt und die Zufuhr entzündungsförderlicher Arachidonsäure gering. In der Durchschnittsernährung, die in der Regel nicht täglich Omega-3-Fettsäure-reichen Fisch enthält, müssten diese wichtigen und entzündungshemmenden Fettsäuren zusätzlich als Arzneimittel eingenommen werden.

15 Ernährungstipps für das tägliche Leben

Auf den folgenden Seiten haben wir 15 Tipps zusammengestellt. Diese praxisbezogenen Ratschläge sollen Ihnen helfen, Ihr Essen und Trinken in die richtige Bahn zu lenken. Versuchen Sie langsam und schrittweise, Ihren Speiseplan auf eine gelenkschonende und entzündungshemmende Kost umzustellen.

1. Um mehr gesunde Ballaststoffe, aber wenig Entzündungsförderliches aufzunehmen, probieren Sie einmal Gemüse und Kräuter als alternativen, kalorienarmen aber ballaststoff- und kaliumreichen Brotbelag. Gemüse und Kräuter enthalten viele Vitamine und Mineralien, aber keine Arachidonsäure. Außerdem schmecken sie gut, machen satt und eignen sich auch hervorragend als Ersatz für Butter oder Margarine. Tomatenscheiben mit Schnittlauchröllchen und frischem Basilikum schmeckt sehr lecker, oder legen Sie ein Salatblatt oder saftiges Gemüse anstelle von Aufstrichfett unter den Wurst- oder Käsebelag.

Gemüse und Kräuter sind leckere Alternativen zu sonst oft kalorienreichen Brotbelägen.

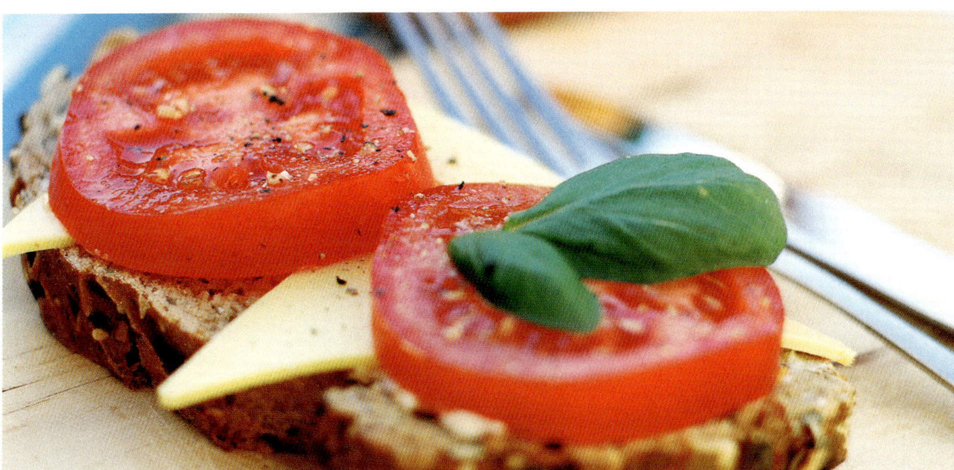

2. Die Grillzeit bietet auch für Fischfans mit Arthritis oder Arthrose tolle Möglichkeiten und Schmerzlinderung, denn Fische, insbesondere Lachs, Hering, Makrele, Matjes und andere fettere Sorten, enthalten reichlich entzündungshemmende Omega-3-Fettsäuren. Grillen Sie in Knoblauch-Olivenöl eingelegte Garnelenschwänze, auf Spieße gesteckte Fisch- und Gemüsestücke oder ganz einfach ein in Kräuter-Olivenöl eingelegtes Fischfilet. Haben Sie schon einmal ein Fischfilet mit Tomatenmark bestrichen, reichlich mit Kräutern belegt und mit Zitronensaft beträufelt in Alufolie kurz im Backofen gebacken? Probieren Sie es aus, Ihre Gelenke und Ihre Familie danken es Ihnen.

!

Pflanzliche Lebensmittel liefern reichlich Ballaststoffe.

3. Essen Sie reichlich pflanzliche Nahrungsmittel, denn nur Pflanzen liefern die darmgesunden Ballaststoffe. Die Mengen sind einfach einzuhalten. Essen Sie täglich mindestens 500 Gramm Obst (beispielsweise drei mittelgroße Äpfel und eine Kiwi), 500 Gramm Gemüse (beispielsweise eine große Portion Möhrengemüse oder einen großen Tomatensalat), 200 Gramm Kartoffeln oder Vollkornreis oder -nudeln sowie vier Scheiben Vollkornbrot.

4. Probieren Sie zum Mittagessen ein vegetarisches, ballaststoffreiches Gericht. Eine Gemüseplatte aus Spinat mit wenig saurer Sahne oder Joghurt, jungen Möhren mit reichlich frischem Dill, einer Grilltomate mit Knoblauchwürfeln und Schnittlauchröllchen und gedünsteten Champignon-Schalotten-Gemüse mit Petersilie. Dazu passt getoastetes Vollkornbrot oder ein Risotto aus Vollkornreis.

!

Vollkorngetreide senkt den Cholesterinspiegel und unterstützt das Abnehmen.

5. Versuchen Sie einmal gekochte Roggen-, Weizen-, Dinkel- oder Hirsekörner als Beilage. Die Zubereitung ähnelt der von Reis, die Garzeit beträgt rund 35 bis 45 Minuten. Vollkorngetreide ist eine Wohltat für den Darm, den Stoffwechsel und die Waage, denn es macht satt, ist kalorienarm, senkt den Cholesterinspiegel und unterstützt das Abnehmen.

6. Trinken Sie jeden Tag mindestens zwei, besser 2,5 Liter Flüssigkeit. Das sind beispielsweise vier Tassen Früchtetee, zwei Gläser Tomatensaft, zwei Gläser Kefir, ein Glas Orangensaft und eine Flasche Mineralwasser.

7. Mit fluoridiertem Jodsalz beugen Sie jodmangelbedingten Schilddrüsenerkrankungen und fluoridmangelbedingter Karies vor. Aber: Salzen Sie nicht zuviel. Nachsalzen ist in der Regel nicht erforderlich. Probieren Sie immer, bevor Sie nachsalzen.

8. Salate sind gesund – nicht nur für die Gelenke. Die enthaltenen Vitamine und Mineralstoffe sind wichtig, um Entzündungen abzuwehren. Die darin enthaltenen sekundären Pflanzenstoffe beugen vielen Krankheiten vor und sind wichtig für Menschen, die unter Arthritis und Arthrose leiden. Essen Sie jeden Tag mindestens 500 Gramm Gemüse. Aber ein Salat ist nur dann gesund, wenn das Dressing nicht aus der Flasche kommt oder schlicht Mayonnaise oder Remoulade ist. Nachfolgend zwei Grundrezepte für Salatdressing.

Zu einem bunten Salat passt am besten ein selbstgemachtes Dressing!

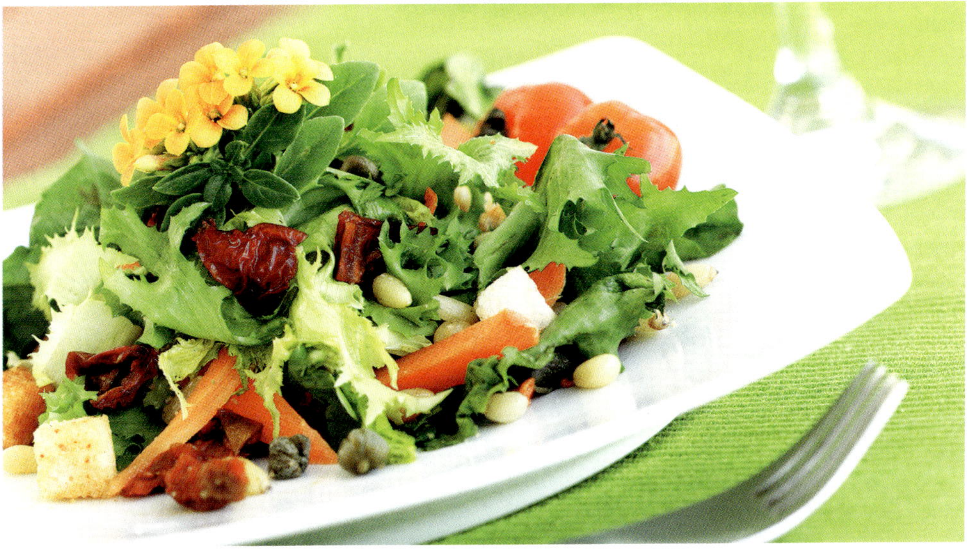

Grundrezept Essig-Öl-Marinade

- 1 EL Öl (beispielsweise Walnuss-, Haselnuss- oder Kürbiskernöl)
- 1 EL Essig (beispielsweise Himbeer-, Champagner- oder Sherryessig)
- 1 EL Wasser
- ½ TL Senf
- ½ kleine Zwiebel
- eventuell ½ Knoblauchzehe
- frisch gemahlener bunter Pfeffer
- Salz
- Zucker oder Süßstoff nach Belieben
- frisch gehackte Kräuter

Essig und Öl mit Wasser und den Gewürzen, der Zwiebel (oder Schalotte) sowie den gewaschenen Kräutern zu einem Dressing vermengen. Besonders lecker wird es, wenn Sie die Zutaten in nicht zu heißes Öl in die Pfanne geben und ganz kurz andünsten. Sofort mit Brühe und Saft ablöschen und über den Salat geben. Kennen Sie Kürbiskernöl? Es passt hervorragend zu mediterranen Salaten und ist herrlich aromatisch und dunkel in der Farbe.

Experimentieren Sie ruhig einmal mit unterschiedlichen Ölen!

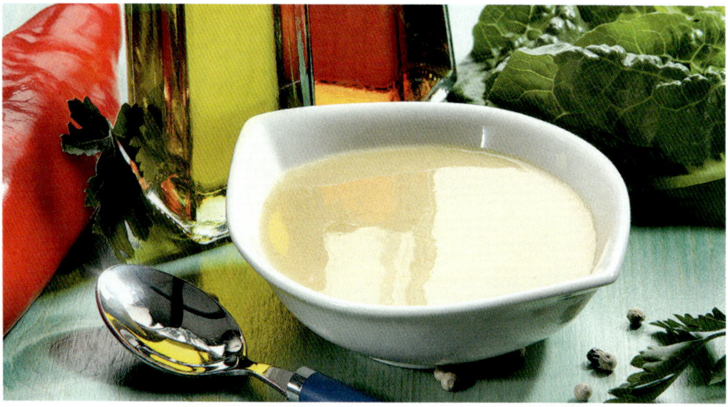

Grundrezept Joghurt-Marinade

- 2 EL Naturjoghurt, Quark, Kefir, Dickmilch 1,5 % Fett oder Buttermilch
- 1 TL Walnussöl
- 1 EL Zitronensaft
- 1 EL Wasser oder Gemüsebrühe
- ½ kleine rote Zwiebel
- eventuell ½ Knoblauchzehe
- frisch gemahlener bunter Pfeffer
- Salz
- Honig oder Süßstoff nach Belieben
- frisch gehackte Kräuter

Saft und Öl mit Wasser und den Gewürzen, der Zwiebel sowie den gewaschenen Kräutern zu einem Dressing vermengen.

9. Hülsenfrüchte sind echte Ballaststoffbomben mit reichlich Vitaminen und Mineralstoffen. Dabei sind sie nahezu fettfrei und kalorienarm. Probieren Sie einen süß-sauren Linseneintopf oder eine weiße Bohnensuppe mit feinen Tomatenwürfeln.

10. Frische Kräuter verbessern das Aroma von Speisen und machen sie bekömmlicher. Mittlerweile können Sie auch im Winter durchgehend frische Kräuter kaufen, viele Supermärkte bieten außerdem tiefgefrorene, gehackte Kräuter an. Wenn Sie einen eigenen Garten haben, können Sie sich die Kräuter selbst einfrieren.

11. Mindestens zweimal, besser dreimal in der Woche sollte Seefisch auf Ihrem Teller sein. Denn Seefische liefern das lebenswichtige Jod zur Vermeidung von Schilddrüsenkrankheiten. Probieren Sie unsere zahlreichen kreativen Vorschläge zur Zubereitung von Fisch.

!

Seefische liefern das lebenswichtige Jod.

12. Füllen Sie Gemüse mit einem bunten Krabbenreis. Das bringt Abwechslung, entzündungshemmende Omega-3-Fettsäuren und natürlich Jod in Ihren Speiseplan. Rechnen Sie pro Portion 3 EL Krabben und 50 g Naturreis. Kochen Sie diesen in 150 ml Gemüsebrühe und geben Sie kurz vor dem Ende der Garzeit die Krabben dazu. Nach Belieben können Sie bunte Gemüsewürfel untermischen und den Reis danach in eine ausgehöhlte Paprikaschote, Gemüsezwiebel, Zucchini oder Fleischtomate füllen. Kurz im Backofen überbacken und heiß servieren. Dazu passt ein frischer Dill-Quark. Bei Arthritis urica sollten Sie nicht zuviel Purine aufnehmen und anstelle von Krabben besser Lachs verwenden.

Krabben enthalten entzündungshemmende Omega-3-Fettsäuren.

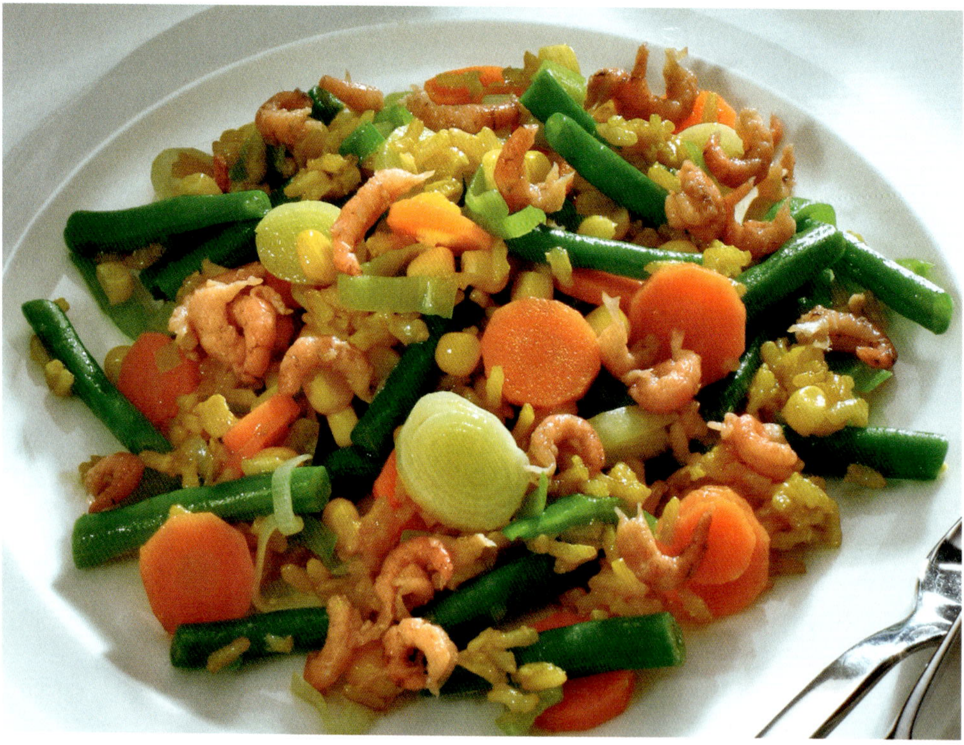

13. Probieren Sie öfter einmal Gemüse, Kräuter, verschiedene Frischkäse, Meerrettich-Quark oder Senf als kalorienarmen, purinarmen und archidonsäurearmen Brotbelag. Im Rezeptteil finden Sie eine Vielzahl von alternativen Brotbelägen. Es muss nicht immer Wurst oder Käse sein, denn beides ist relativ kalorienreich, Wurst ist reich an Purin und alle fettreicheren Wurst- und Käsesorten enthalten zu viel Arachidonsäure. Wenn Sie unter entzündlichem Rheuma leiden, können Sie Ihr Brot oder Brötchen mit Lachs oder anderem Fisch belegen.

14. Probieren Sie Hackbraten einmal anders. Verwenden Sie statt reichlich Gehacktem mehr fein geriebenes Gemüse (beispielsweise Möhren, Sellerie, Kohlrabi oder Zucchini), Kartoffeln, gegarte Getreidekörner oder Reis. Getreideflocken (beispielsweise Haferflocken), Kartoffelschnee oder Magerquark sind ein leckeres Bindemittel. Pro Portion rechnen Sie 80 g mageres Gehacktes und 100 g weitere Zutaten. Etwas geriebener Parmesan, Meerrettich, Senf, Knoblauch oder Tomatenmark bringen ein ungeahntes Geschmackserlebnis, ohne die Gelenke über Gebühr zu belasten. Ganz toll sieht eine Scheibe Hackbraten aus, wenn Sie eine ganze Möhre und eine Stange Lauch in den Teig geben. Haben Sie schon einmal Fischfrikadellen gegessen? Die Zubereitung ist genauso wie bei Fleisch. Sie benötigen nur etwas mehr Semmelbrösel und natürlich Dill, fein geriebene Zitronenschale und Zitronensaft.

!

Zum klassischen Hackbraten gibt es leckere, fleischarme Alternativen.

15. Das optimale Frühstück für Menschen, die von Arthritis und Arthrose betroffen sind, ist ein Vollkornbrötchen mit Magerquark und Konfitüre oder ein Vollkornbrot mit wenig Diätmargarine und Honig, Zuckerrübensirup oder Birnendicksaft.

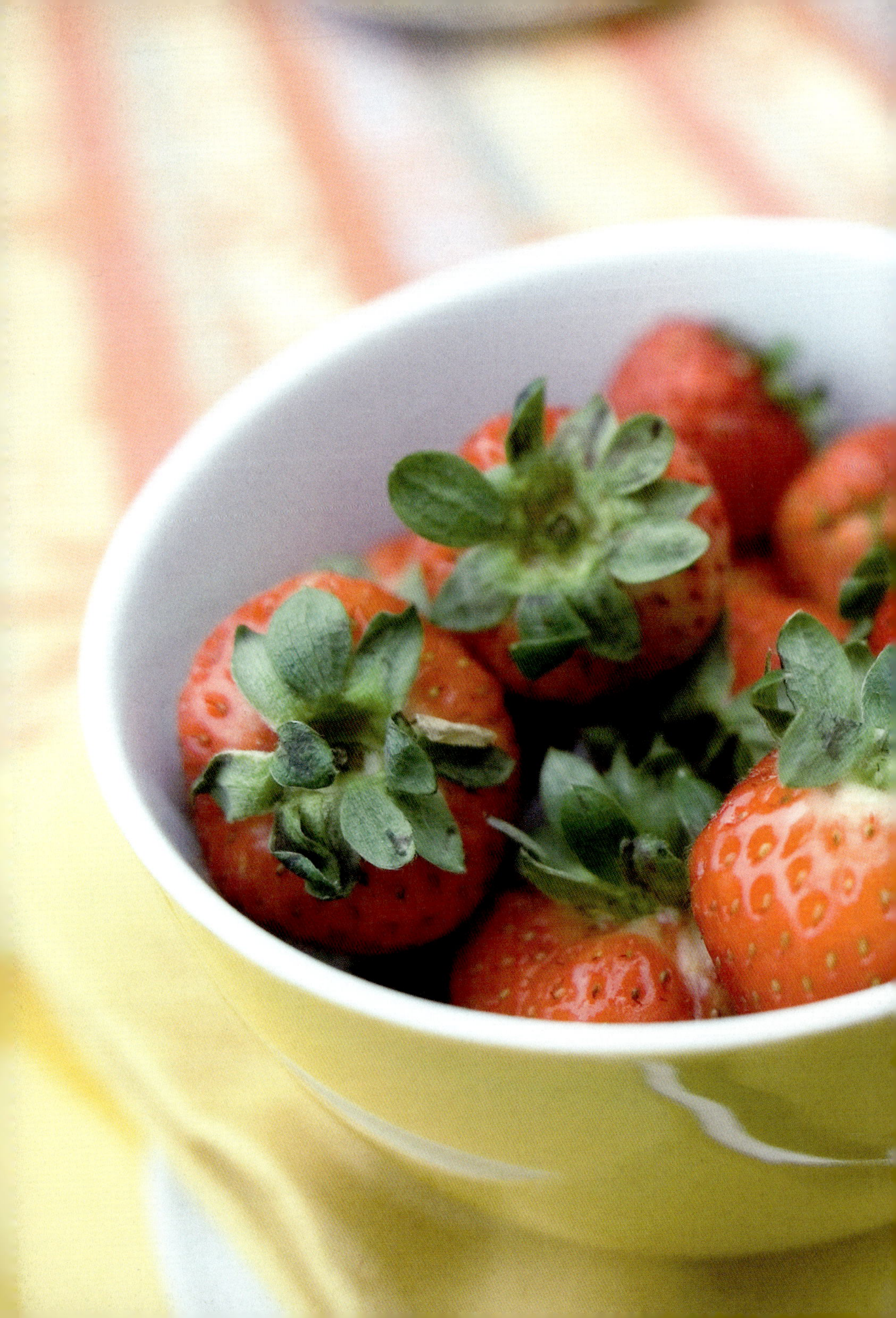

50 LECKERE REZEPTE BEI ARTHRITIS UND ARTHROSE

Gicht, Rheuma, Arthrose oder Arthritis gleichen sich in vielerlei Hinsicht. Bei allen handelt es sich um schmerzhafte Störungen oder Erkrankungen der Gelenke, Knochen, Sehnen oder Muskeln. Wichtig ist in jedem Falle eine leichte Kost mit wenig tierischen Fetten.

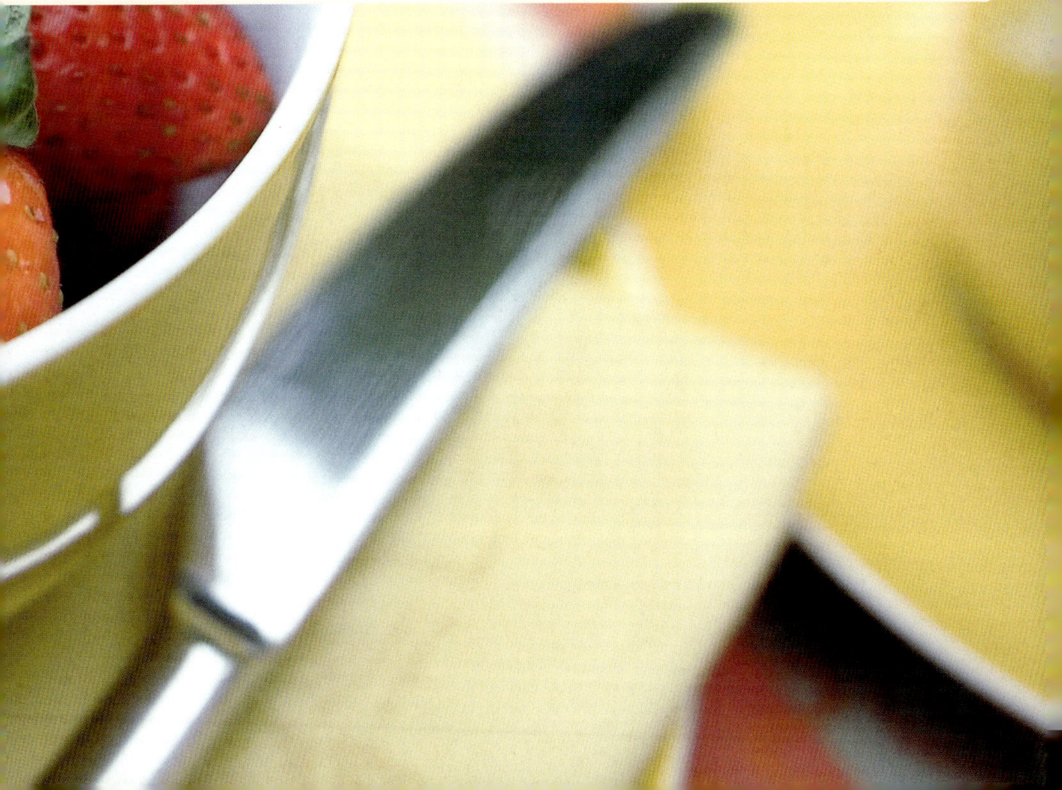

FRÜHSTÜCK

Beeren-Müsli

geht schnell

Zubereitungszeit: 5 Minuten

Eine Portion enthält:

274 kcal/1151 kJ	18 g Ballaststoffe
16 g Eiweiß	3,8 mg Vitamin E
4 g Fett	0 µg Vitamin D
40 g Kohlenhydrate	305 mg Kalzium

Zutaten für zwei Personen

4 EL Vollkorn-Müsli ohne Zuckerzusatz
4 EL Weizenkeime
2 EL Weizenkleie
2 Becher Magermilchjoghurt (à 150 g)
etwas Zucker oder Süßstoff
etwas Vanille oder Vanillearoma
400 g Beerenfrüchte, frisch oder tiefgekühlt

Zubereitung

1 Das Müsli mit Weizenkeimen und Weizenkleie mischen.

2 Das Joghurt verrühren, mit Süßstoff bzw. Zucker und Vanille abschmecken und über das Müsli geben.

3 Einen Teil der gewaschenen und geputzten Beerenfrüchte unterheben. Die restlichen Früchte über das Müsli streuen.

TIPPS UND TRICKS

Das Rezept eignet sich bei Arthritis, Arthrose, rheumatoider Arthritis und Gicht.
Anstelle von Beerenfrüchten können Sie auch frische Erdbeeren verwenden. Besonders exotisch und lecker ist es mit Mandarinen. Dazu noch etwas trocken in der Pfanne angeröstete Kokosraspeln, und schon haben Sie ein exotisches Müsli.

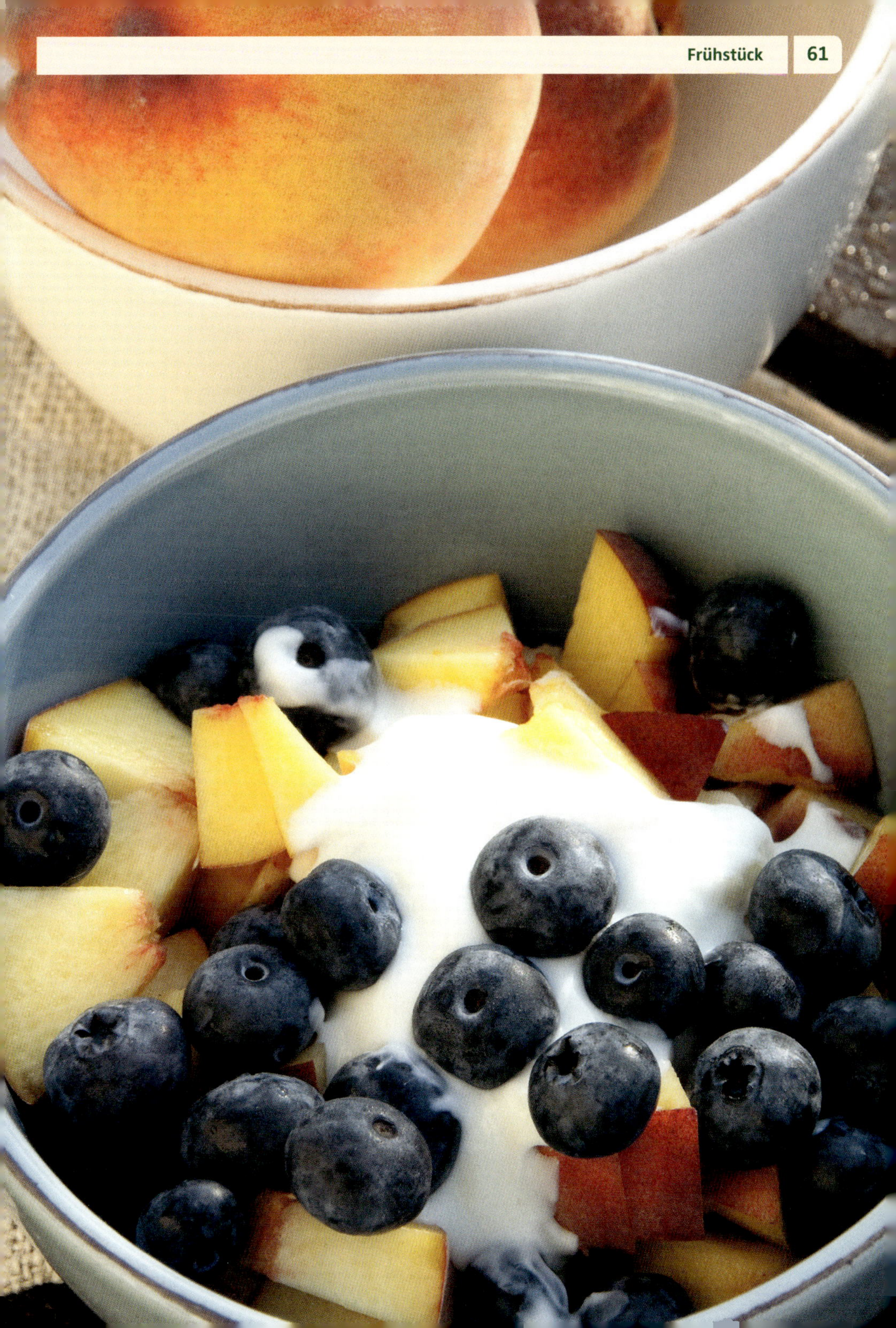

Fitness-Müsli

geht schnell

Zubereitungszeit: 10 Minuten

Eine Portion enthält:

288 kcal/1210 kJ	7 g Ballaststoffe
12 g Eiweiß	2,6 mg Vitamin E
3 g Fett	0 µg Vitamin D
50 g Kohlenhydrate	284,5 mg Kalzium

Zutaten für zwei Personen

1 mittlere Orange
1 Handvoll Trauben (ca. 100 g)
1 mittlerer Apfel
2 EL Vollkorn-Knusper-Müsli ohne Zuckerzusatz
2 EL Weizenkeime
Zimt
Zucker oder Süßstoff
2 Becher Magermilchjoghurt (à 150 g)

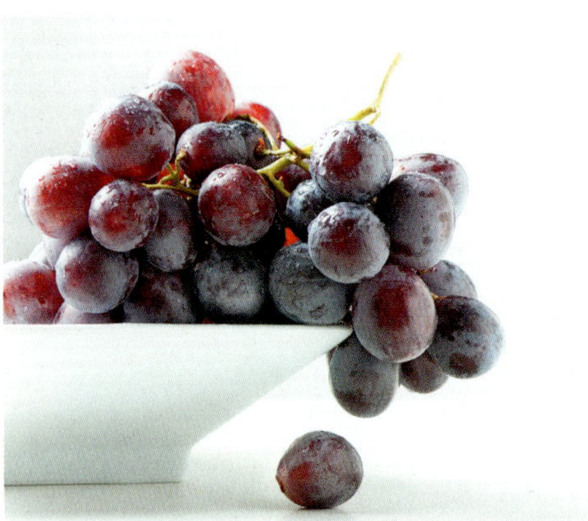

Zubereitung

1 Die Orange schälen und filetieren. Trauben waschen, halbieren und entkernen. Apfel waschen, halbieren, das Kerngehäuse entfernen und die Apfelhälften in Spalten schneiden.

2 Die Früchte unter das Müsli heben, mit den Weizenkeimen und Zimt bestreuen.

3 Joghurt cremig rühren, bei Bedarf etwas kohlensäurehaltiges Mineralwasser dazu gießen, mit Zucker bzw. Süßstoff abschmecken und über das Müsli geben.

TIPPS UND TRICKS

Das Rezept eignet sich bei Arthritis, Arthrose, rheumatoider Arthritis und Gicht.
Unter Filetieren versteht man das Ablösen der Schale und der „weißen Haut" bei Zitrusfrüchten. Die Filets werden dann mit einem scharfen Messerchen herausgeschnitten. Fangen Sie den dabei austretenden Fruchtsaft auf, er lässt sich prima für viele Desserts mitverwenden.
Anstelle von Joghurt können Sie auch Buttermilch oder Kefir verwenden.

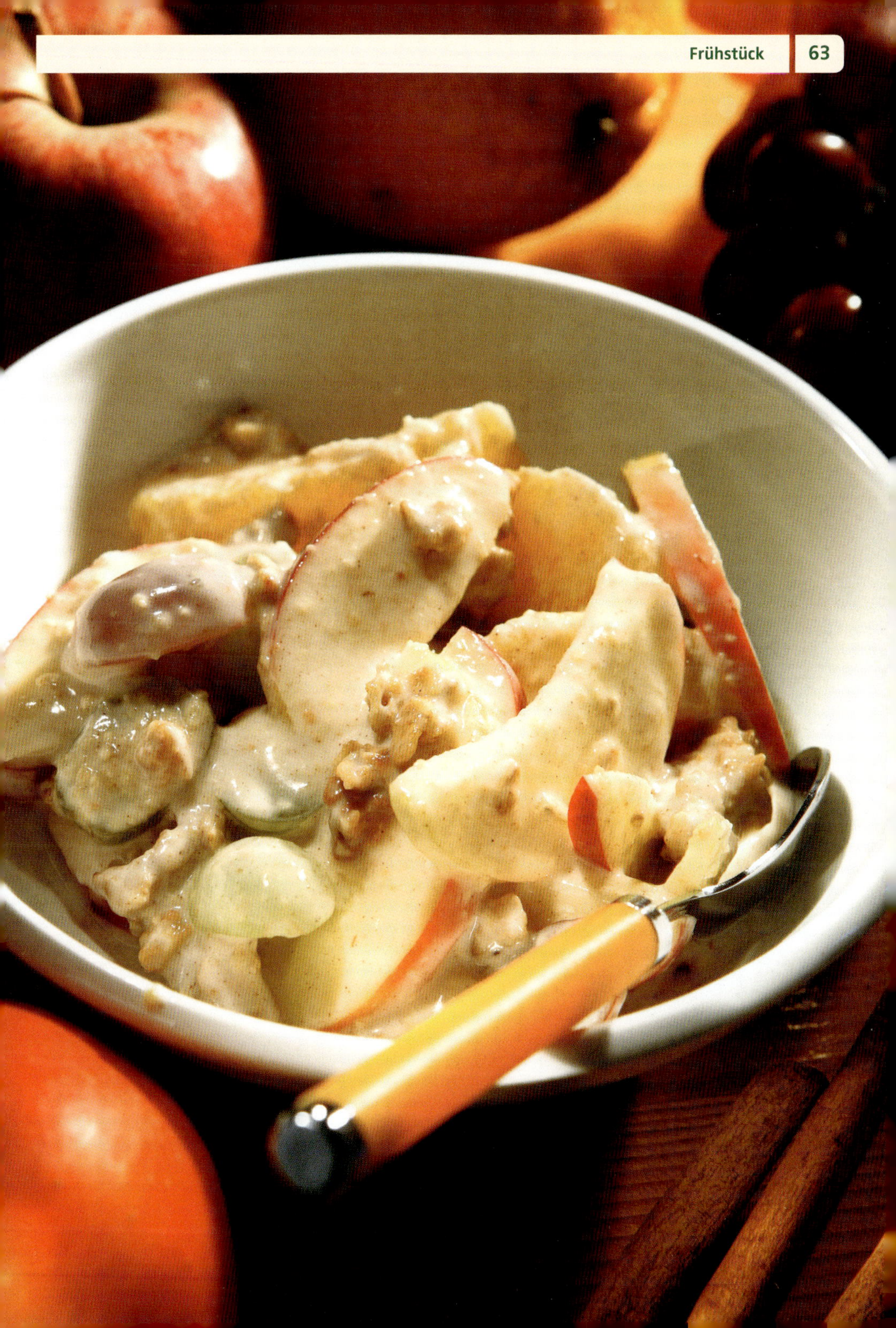

Exotisches Müsli

geht schnell

Zubereitungszeit: ca. 10 Minuten

Eine Portion enthält:

295 kcal/1239 kJ	8 g Ballaststoffe
13 g Eiweiß	2,8 mg Vitamin E
3 g Fett	0 µg Vitamin D
51 g Kohlenhydrate	257,4 mg Kalzium

Zutaten für zwei Personen

2 EL Vollkorn-Müsli ohne Zuckerzusatz
2 EL Cornflakes ohne Zuckerzusatz
2 EL Weizenkeime
2 Kiwis
1 Mango
1 Handvoll Physalis (ca. 60 g)
2 Becher Magermilchjoghurt (à 150 g)
etwas Zitronensaft
Süßstoff oder Zucker
Rumaroma

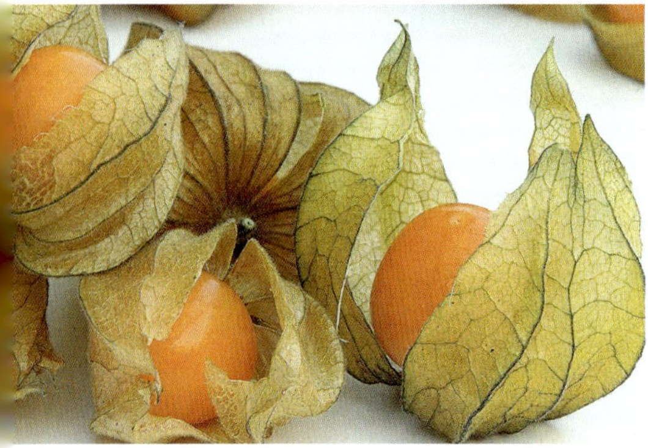

Zubereitung

1 Das Müsli mit Cornflakes und Weizenkeimen mischen.

2 Kiwis schälen und in Scheiben schneiden. Die vom Kern und aus der Schale gelöste Mango in Stücke schneiden. Die Physalis aus der Hülle lösen, halbieren und zusammen mit dem anderen Obst zum Müsli geben.

3 Joghurt cremig rühren, bei Bedarf etwas kohlensäurehaltiges Mineralwasser dazu gießen, mit Zitronensaft, Rumaroma und Süßstoff bzw. Zucker abschmecken und unter das Müsli mischen.

TIPPS UND TRICKS

Da Kiwi eiweißspaltende Enzyme enthält, die das Joghurt bitter schmecken lassen, sollten Sie das Müsli sofort nach dem Anrichten verzehren.
Anstelle von Physalis können Sie auch Stachelbeeren verwenden. Dann passen Apfel, Birne und weiße Johannisbeeren besonders gut dazu.

Vitamin-Drink

gelingt leicht

Zubereitungszeit: ca. 5 Minuten

Eine Portion enthält:

120 kcal/504 kJ	2 g Ballaststoffe
7 g Eiweiß	1,4 mg Vitamin E
3 g Fett	0 µg Vitamin D
16 g Kohlenhydrate	188 mg Kalzium

Zutaten für zwei Personen

300 ml fettarme Milch, 1,5 % Fett

1 Apfel

2 EL Weizenkeime

Zimt und Süßstoff

TIPPS UND TRICKS

Dieser Drink ist kalorien- und purinarm und liefert fast keine Arachidonsäure. Er eignet sich bei Arthritis, Arthrose, Gicht und rheumatoide Arthritis. Ein erfrischender Drink zum Frühstück oder auch zur „kleinen Pause". Beachten Sie, dass sich der Apfel braun verfärbt, wenn Sie das Getränk nicht gleich servieren. Um dies zu vermeiden, geben Sie etwas Zitronensaft hinzu.
Anstelle von Milch können Sie Joghurt, Magerquark oder Buttermilch verwenden. Bei der Verwendung von Quark geben Sie noch einen Schuss Orangensaft dazu.

Zubereitung

Die Milch mit dem geschälten und kleingeschnittenen Apfel im Mixer pürieren, Weizenkeime zugeben und mit Zimt und Süßstoff abschmecken.

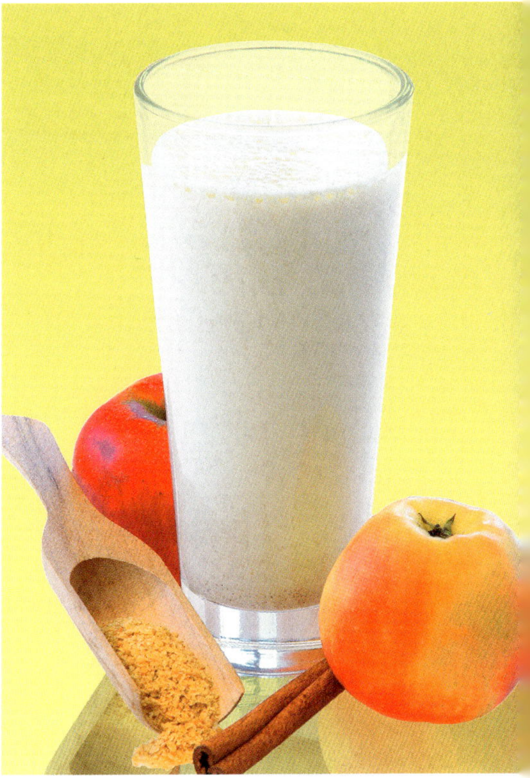

Vitamin-Müsli

gelingt leicht

Zubereitungszeit: ca. 15–20 Minuten

Eine Portion enthält:

420 kcal/1764 kJ	10 g Ballaststoffe
15 g Eiweiß	6 mg Vitamin E
8 g Fett	0 µg Vitamin D
67 g Kohlenhydrate	302 mg Kalzium

Zutaten für zwei Personen

2 Pfirsiche
1 Portion Honigmelone (ca. 200 g)
1 Portion Erdbeeren (ca. 200 g)
2 kleine Kiwis
4 EL Müsli-Mischung ohne Zuckerzusatz (ca. 60 g)
2 TL Sonnenblumenkerne
2 Becher Magermilchjoghurt (à 150 g)
2 EL Honig oder Süßstoff

Zubereitung

1 Pfirsiche waschen und halbieren, den Stein entfernen und Früchte in Scheiben schneiden. Honigmelone in Scheiben schneiden oder zu Kugeln ausstechen. Erdbeeren waschen, putzen und halbieren. Kiwi schälen und in Scheiben schneiden.

2 Die Früchte unter das Müsli heben und mit Sonnenblumenkernen bestreuen. Das Joghurt mit Honig oder Süßstoff süßen und über das Müsli geben.

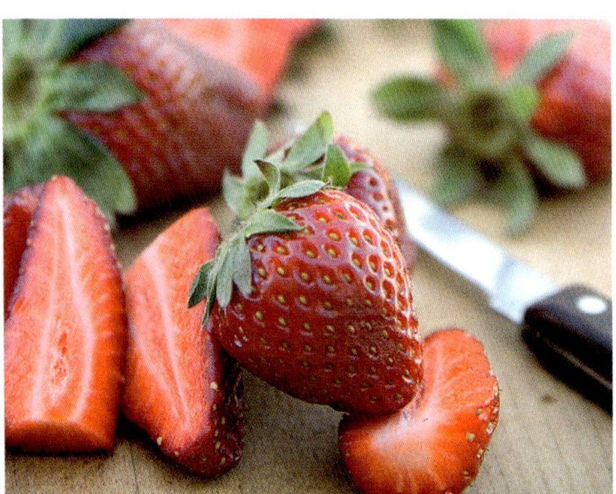

TIPPS UND TRICKS

Das Rezept eignet sich bei Arthritis, Arthrose, rheumatoider Arthritis und Gicht.
Anstelle von Honigmelone können Sie auch Wasser- oder Netzmelone verwenden.
Wenn Sie keine Sonnenblumenkerne haben, eignen sich trocken angeröstete Leinsamen und Sesamsamen.

Fruchtige Brote

geht schnell

Zubereitungszeit: ca. 10 Minuten

Eine Portion enthält:

354 kcal/1487 kJ	4 g Ballaststoffe
11 g Eiweiß	1 mg Vitamin E
25 g Fett	0 µg Vitamin D
21 g Kohlenhydrate	112,4 mg Kalzium

Zutaten für zwei Personen

4 Vollkorn-Knäckebrote

150 g körniger Frischkäse

2 Kiwis

200 g Erdbeeren

Zubereitung

Die Knäckebrote mit dem Frischkäse bestreichen. Kiwis schälen, Erdbeeren waschen und putzen. Das Obst in Scheiben schneiden und die Brote damit belegen.

TIPPS UND TRICKS

Das Rezept eignet sich bei Arthritis, Arthrose, rheumatoider Arthritis und Gicht.
Dieses Rezept eignet sich gut zum Abnehmen. Wenn Sie nicht abnehmen müssen, können Sie zwei Scheiben Knäckebrot oder eine Scheibe Vollkornbrot mehr essen.

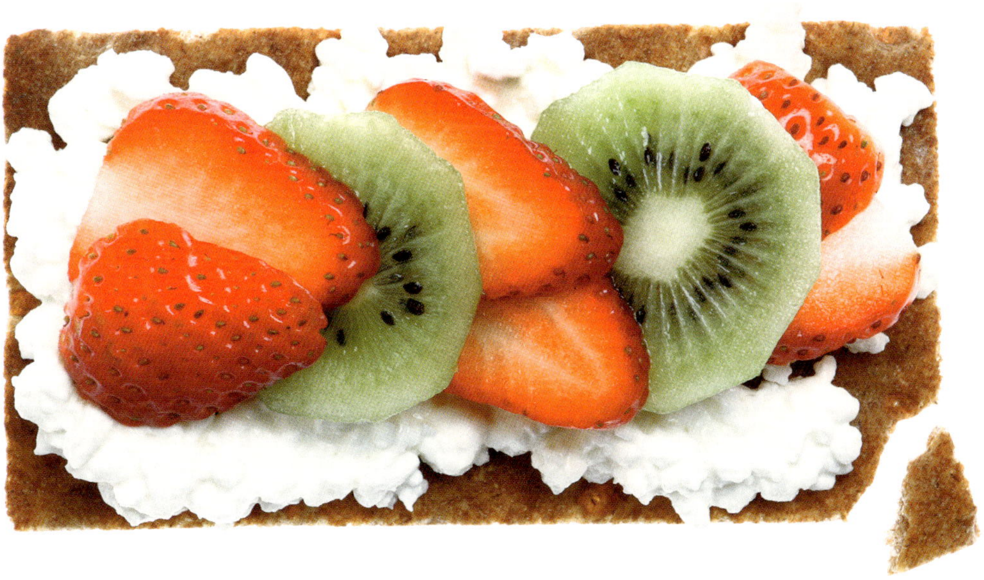

Muntermacher-Frühstück

geht schnell

Zubereitungszeit: ca. 10 Minuten

Eine Portion enthält:

317 kcal/1331 kJ	12 g Ballaststoffe
26 g Eiweiß	3 mg Vitamin E
2 g Fett	0 µg Vitamin D
47 g Kohlenhydrate	213 mg Kalzium

Zutaten für zwei Personen

2 Scheiben Vollkornbrot
300 g Magerquark
2 Birnen
1 Portion Heidelbeeren (ca. 100 g)
2 EL Weizenkeime

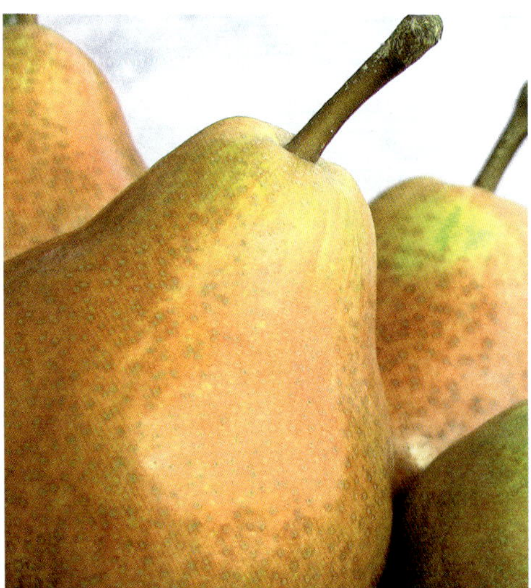

Zubereitung

1 Die Brotscheiben dick mit Quarkcreme bestreichen, mit einer gewaschenen und in Spalten geschnittenen Birne und der Hälfte der gewaschenen Heidelbeeren belegen.

2 Die andere Birnen ebenfalls waschen, halbieren, das Kerngehäuse entfernen und die Birnenhälften würfeln. Mit den Weizenkeimen und Heidelbeeren mischen und auf den beiden Brotscheiben verteilen.

TIPPS UND TRICKS

Das Rezept eignet sich bei Arthritis, Arthrose, rheumatoider Arthritis und Gicht.
Dieses Rezept eignet sich bestens zu Abnehmen. Wenn Sie nicht abnehmen müssen, können Sie eine Scheibe Vollkornbrot oder ein Vollkornbrötchen – vielleicht mit etwas Pflaumenmus – mehr essen.

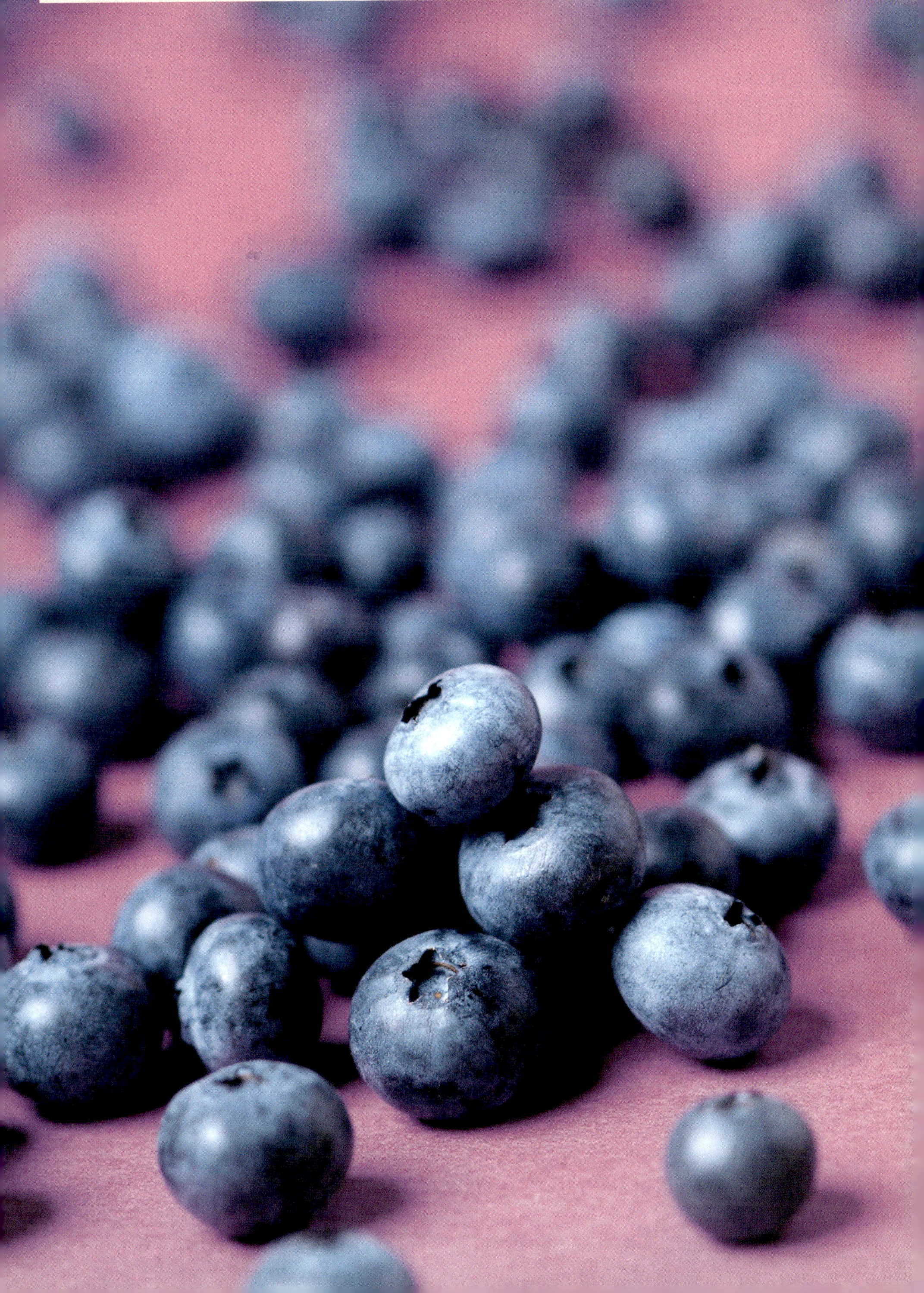

MITTAGESSEN

Rotkohlrouladen mit Dinkel

gelingt leicht

Zubereitungszeit: ca. 1 Stunde
Garzeit: ca. 30 Minuten

Eine Portion enthält:

348 kcal/1463 kJ	6 g Ballaststoffe
12 g Eiweiß	10 mg Vitamin E
13 g Fett	0 µg Vitamin D
45 g Kohlenhydrate	109,7 mg Kalzium

Zutaten für zwei Personen

1 kleine Zwiebel
1 TL Weizenkeimöl
100 g Dinkelschrot, grob
200 ml Gemüsebrühe
2 TL Sonnenblumenkerne
2 EL Magerquark
Petersilie oder Kerbel
gemahlener Koriander
6 blanchierte Rotkohlblätter
Pfeffer, Salz
1 TL Sonnenblumenöl
1 Glas Apfelsaft (150 ml)
2 gestr. EL saure Sahne, 20 % Fett

Zubereitung

1 Zwiebeln schälen und in kleine Würfel schneiden. Die Zwiebelwürfel im Öl andünsten. Das Dinkelschrot zufügen und kurz anschwitzen. Gemüsebrühe dazugießen, alles aufkochen lassen und zugedeckt bei kleiner Hitze 15–20 Minuten kochen, dann auf der ausgeschalteten Herdplatte nachquellen lassen.

2 Inzwischen die Sonnenblumenkerne in einer Pfanne ohne Fettzugabe rösten.

3 Den Quark mit der Hälfte der Petersilie oder Kerbel, dem Koriander, Salz und dem Dinkel glatt verrühren.

4 Die Kohlblätter mit Salz und Pfeffer würzen. Die Dinkelmasse darauf verteilen und die Blätter zusammenrollen, eventuell mit einem Holzstäbchen zusammenstecken und in Sonnenblumenöl kurz anbraten.

5 Apfelsaft dazuzugießen und die Rollen zugedeckt bei schwacher Hitze 30 Minuten schmoren lassen.

6 Die saure Sahne mit dem restlichen Kerbel oder der Petersilie verrühren, über die Rouladen geben und mit den Sonnenblumenkernen garnieren.

7 Den entstandenen Fond zur Roulade servieren.

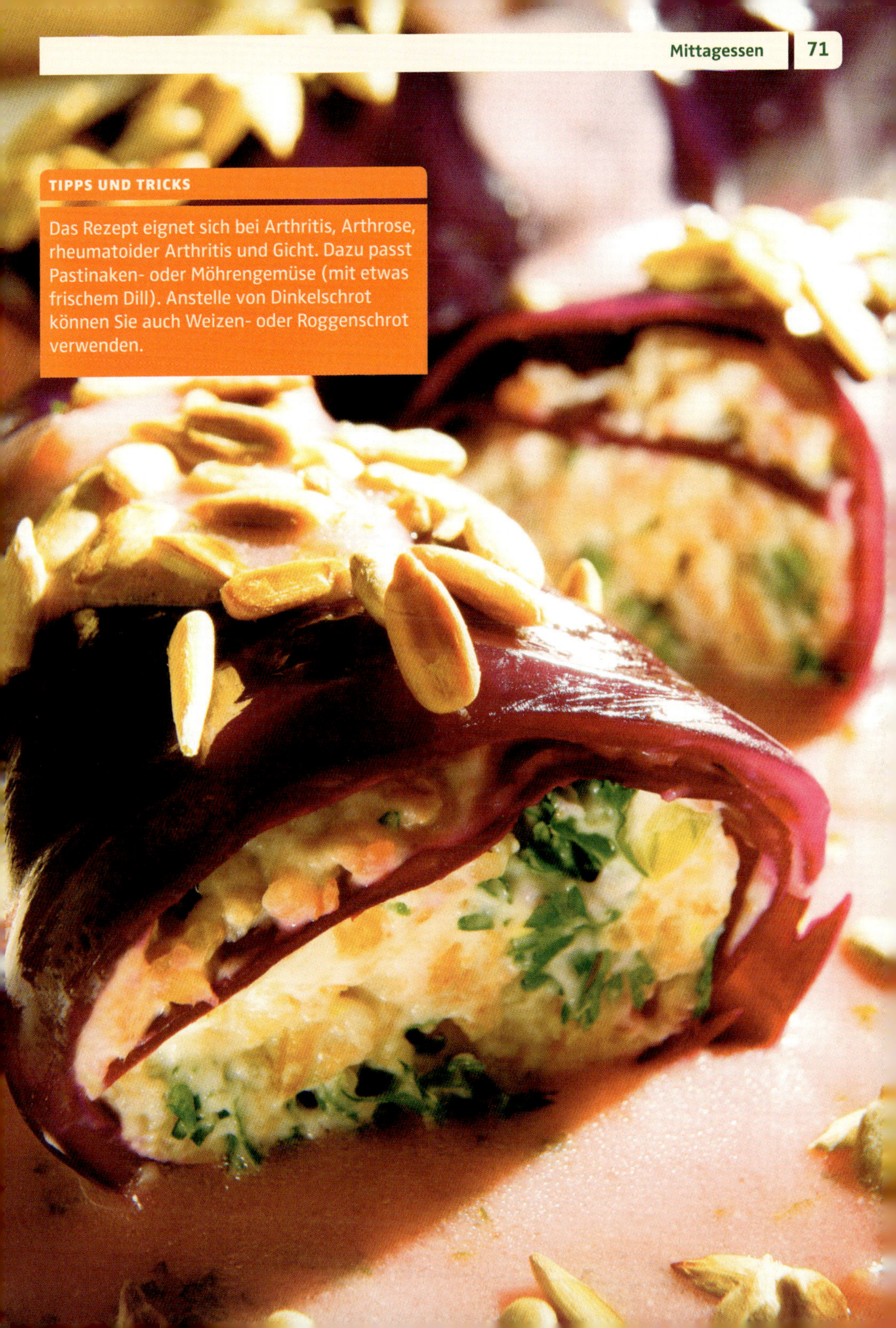

TIPPS UND TRICKS

Das Rezept eignet sich bei Arthritis, Arthrose, rheumatoider Arthritis und Gicht. Dazu passt Pastinaken- oder Möhrengemüse (mit etwas frischem Dill). Anstelle von Dinkelschrot können Sie auch Weizen- oder Roggenschrot verwenden.

Gourmet-Fischsuppe mit Lachs

geht schnell

Zubereitungszeit: ca. 20 Minuten
Garzeit: ca. 10 Minuten

Eine Portion enthält:

301 kcal/ 1264 kJ	5 g Ballaststoffe
31 g Eiweiß	7,3 mg Vitamin E
14 g Fett	1,5 µg Vitamin D
12 g Kohlenhydrate	187,8 mg Kalzium

Zutaten für zwei Personen

1 mittlere Möhre
1 Stück Lauch (ca. 100 g)
1 kleine Stange Staudensellerie
2 EL Diätmargarine
1 geh. EL Vollkornmehl
1 Glas Fischfond
2 Lachsfilets (ca. 250 g)
Salz, Pfeffer, Muskat
Zitronensaft
Dill

Zubereitung

1 Das Gemüse putzen, klein schneiden und in der Margarine andünsten. Mit dem Mehl bestäuben und dann mit dem Fischfond aufgießen. Zusammen 5 Minuten köcheln lassen.

2 Den Lachs in mundgerechte Stücke schneiden, in die Suppe geben und 5 Minuten ziehen lassen.

3 Mit Salz, Pfeffer, Zitrone und Muskat abschmecken und mit Dillzweigen garniert anrichten.

TIPPS UND TRICKS

Dieses Rezept ist besonders gut geeignet bei rheumatoider Arthritis und anderen Arthritisformen. Wenn Sie unter Arthrose leiden, können Sie den fettreichen Lachs durch Kabeljau oder Seelachs ersetzen.

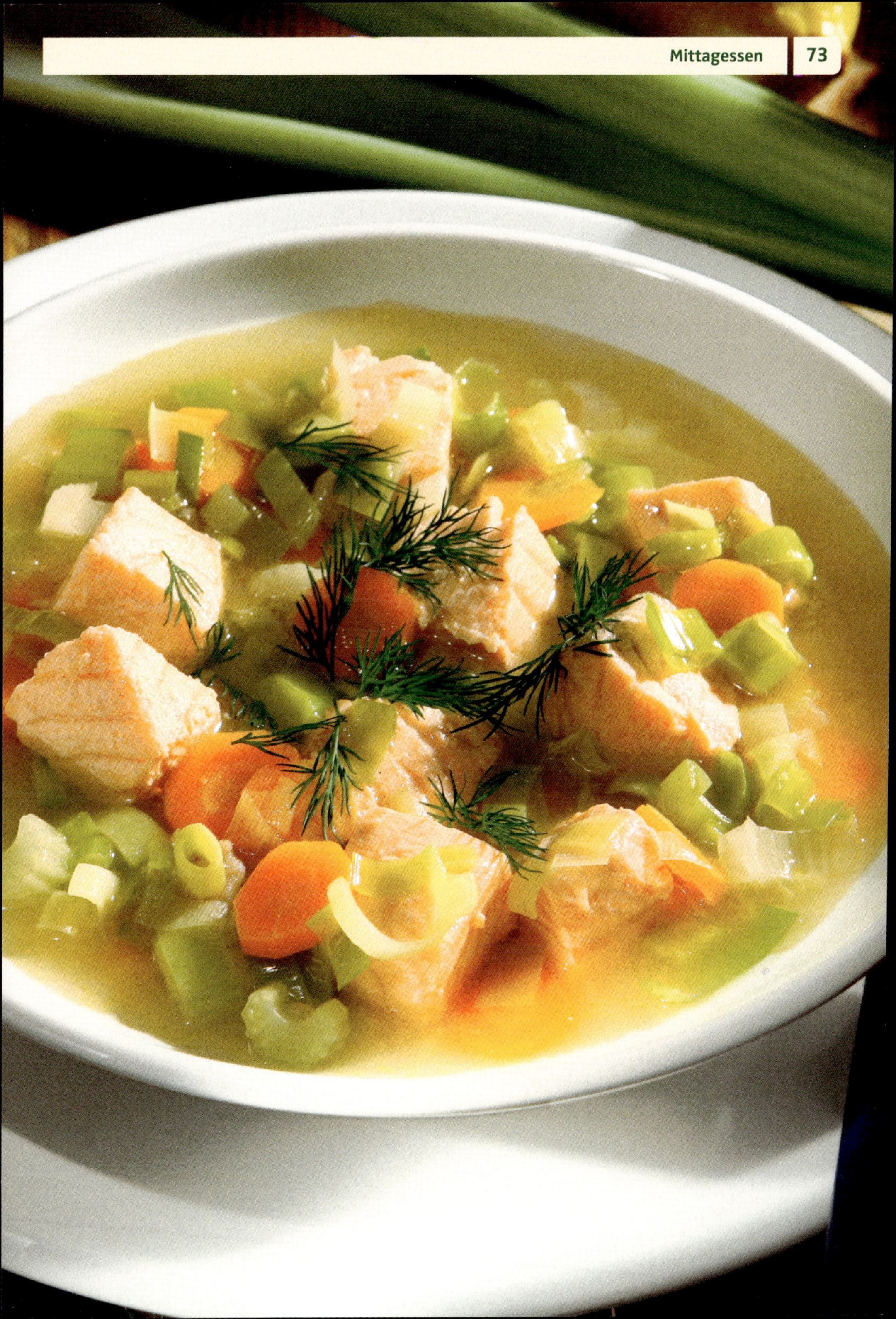

Bandnudeln mit Zucchini und Heilbutt

geht schnell

Zubereitungszeit: ca. 20 Minuten
Garzeit: ca. 10 Minuten

Eine Portion enthält:

616 kcal/2587 kJ	13 g Ballaststoffe
49 g Eiweiß	2,2 mg Vitamin E
15 g Fett	7,6 µg Vitamin D
70 g Kohlenhydrate	265,8 mg Kalzium

Zutaten für zwei Personen

200 g Bandnudeln (Vollkorn)
1 mittlere Zucchini
1 TL Diätmargarine
4 Heilbuttfilets (250 g)
2 TL Zitronensaft
½ Kaffeetasse Kaffeesahne, 10 % Fett
Thymian
Salz, Pfeffer

Zubereitung

1 Die Nudeln nach Packungsvorschrift zubereiten.

2 Zucchini quer halbieren, in dünne Stifte schneiden und in der Margarine andünsten. Fischfilets salzen, mit Zitronensaft beträufeln und auf das Zucchinigemüse setzen. 5 Minuten im geschlossenen Topf dünsten.

3 Kaffeesahne zugeben und kurz einköcheln lassen. Mit den Gewürzen abschmecken.

4 Die Nudeln auf einen Teller geben und das Zucchinigemüse mit dem Fisch darüber geben.

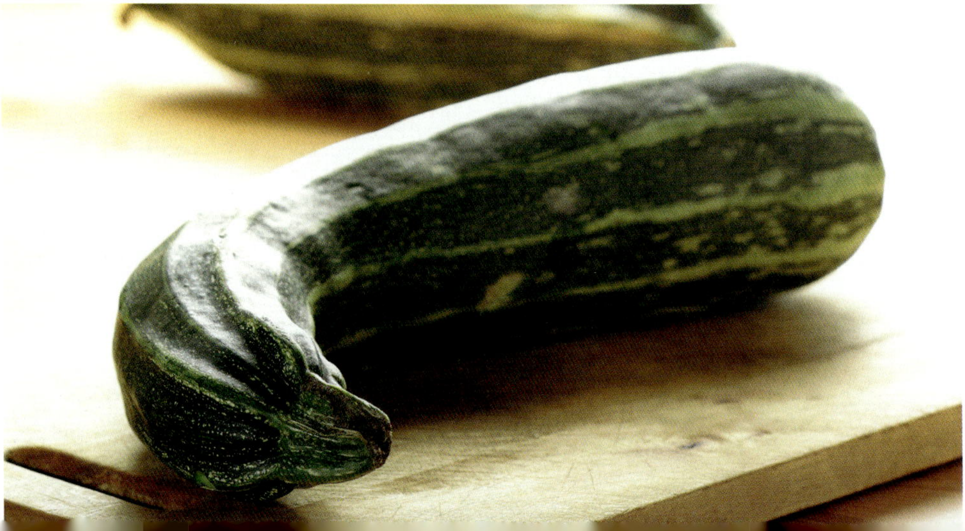

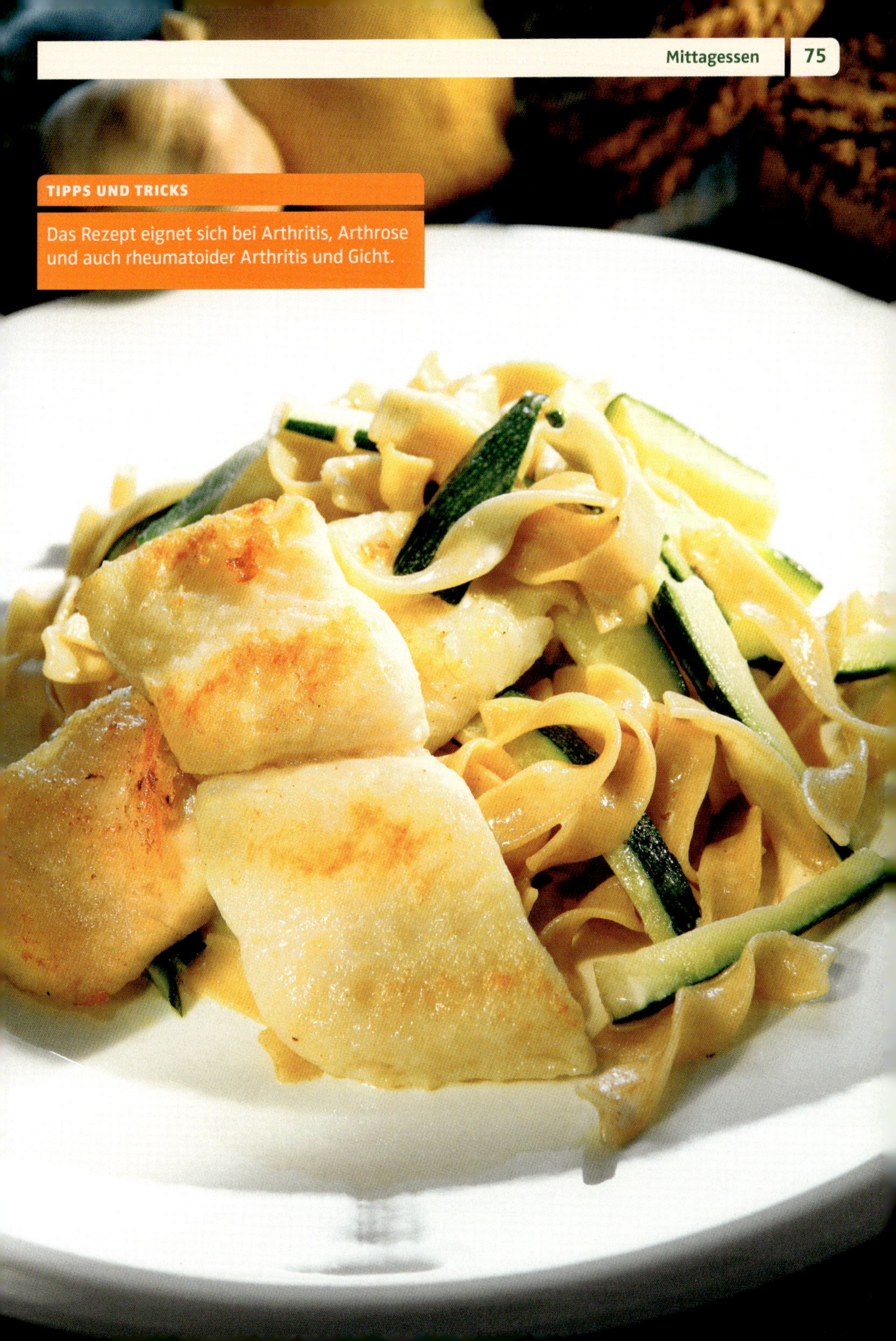

TIPPS UND TRICKS

Das Rezept eignet sich bei Arthritis, Arthrose und auch rheumatoider Arthritis und Gicht.

Helgoländer Fischauflauf

preisgünstig

Zubereitungszeit: ca. 45 Minuten
Garzeit: ca. 35 Minuten

Eine Portion enthält:

310 kcal/1304 kJ	4 g Ballaststoffe
41 g Eiweiß	8,2 mg Vitamin E
15 g Fett	1,6 µg Vitamin D
3 g Kohlenhydrate	611,3 mg Kalzium

Zutaten für zwei Personen

250 g Fischfilet, z. B. Kabeljau
etwas Zitronensaft
½ gehackte Zwiebel
1 EL Diätmargarine
250 g Blattspinat, tiefgefroren
Salz, bunter Pfeffer, Muskat
2 Tomaten
2 Scheiben Käse, 30 % Fett i. Tr.
Dill, Petersilie, Schnittlauch

TIPPS UND TRICKS

Das Rezept eignet sich bei Arthritis, Arthrose und auch rheumatoider Arthritis und Gicht. Als Fischfilet eignet sich tiefgefrorenes Kabeljaufilet.

Zubereitung

1 Das Fischfilet säubern, säuern und salzen. Zwiebelwürfel in der Margarine andünsten, dann den aufgetauten Spinat zufügen, mitschmoren und mit Salz, Pfeffer und Muskat abschmecken.

2 Den Spinat in eine feuerfeste Form füllen, darauf das Fischfilet legen. Die Tomatenscheiben darüber verteilen, mit dem in kleine Würfel geschnittenen Käse bestreuen und bei 200 °C 30–35 Minuten überbacken.

3 Mit frisch gehackten Kräutern und etwas Zitronensaft abschmecken.

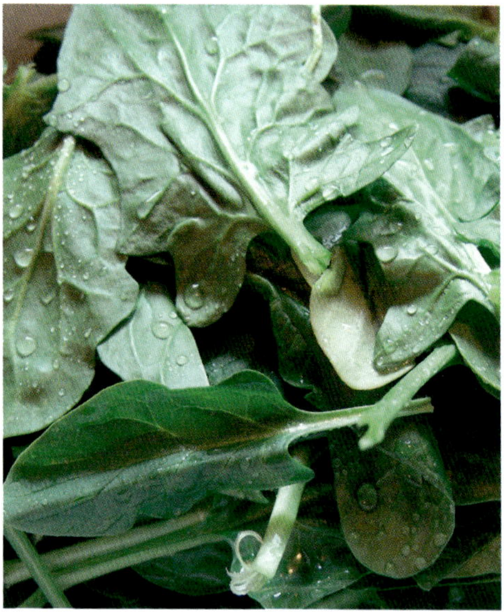

Grünkernrisotto mit Joghurt-Kräutersoße

preisgünstig

Zubereitungszeit: ca. 30 Minuten
Garzeit: ca. 25 Minuten

Eine Portion enthält:

624 kcal/2621 kJ	19 g Ballaststoffe
23 g Eiweiß	10,5 mg Vitamin E
22 g Fett	0,5 µg Vitamin D
81 g Kohlenhydrate	422,8 mg Kalzium

Zutaten für zwei Personen

1 kleine Zwiebel
1 Knoblauchzehe
2 mittlere Karotten
½ kleine Sellerieknolle
1 kleine Stange Lauch
1 geh. EL Diätmargarine
200 g Grünkern
1 Gemüsebrühwürfel
Salz, Pfeffer

Soße

1 Becher Magermilchjoghurt (150 g)
1 Becher saure Sahne, 10 % Fett
frische Salatkräuter
Zitronensaft

Zubereitung

1 Die Zwiebel und den Knoblauch schälen und in Würfel schneiden.

2 Das Gemüse waschen, putzen, in kleine Stücke schneiden und in heißer Margarine andünsten. Den gewaschenen Grünkern beimengen und einige Zeit mitdünsten. Mit Wasser auffüllen, bis der Grünkern knapp bedeckt ist.

3 Den Brühwürfel zugeben und leicht kochen lassen, bis die Körner nach ca. 20 Minuten weich sind. Eventuell etwas Flüssigkeit nachgießen.

4 Für die Soße das Joghurt mit der sauren Sahne verrühren, die fein gehackten Kräuter zugeben und mit Salz, Pfeffer und Zitronensaft abschmecken.

5 Das Risotto zusammen mit der Joghurt-Kräuter-Soße anrichten.

TIPPS UND TRICKS

Das Rezept eignet sich bei Arthritis, Arthrose und auch rheumatoider Arthritis und Gicht.

Pastinakenplätzchen

geht schnell

Zubereitungszeit: ca. 15–20 Minuten
Garzeit: ca. 10 Minuten

Eine Portion enthält:

260 kcal/1091 kJ	11 g Ballaststoffe
9 g Eiweiß	8,4 mg Vitamin E
14 g Fett	0,6 µg Vitamin D
23 g Kohlenhydrate	121,3 mg Kalzium

Zutaten für zwei Personen

300 g Pastinaken
1 mittlere Karotte (ca. 100 g)
2 eigroße Kartoffeln (ca. 160 g)
Petersilie
1 Ei
2 EL Weizenvollkornmehl
Salz
gem. Koriander, gem. Fenchelsamen
4 TL Sonnenblumenöl

Zubereitung

1 Pastinaken und Karotte unter fließendem Wasser sehr gut bürsten, Wurzelenden, Stielansätze und, wenn nötig, schlechte Stellen abschneiden. Karotte, Pastinaken und Kartoffeln fein reiben und miteinander vermischen.

2 Die restlichen Zutaten, außer dem Öl, zu dieser Mischung geben und alles gut vermengen. Es soll ein gut formbarer, jedoch nicht zu fester Teig entstehen. Je nachdem, ob der Teig zu weich oder zu fest ist, noch etwas Mehl oder Wasser zufügen. Aus dem Teig mit den Händen etwa 2 cm dicke und 8 cm lange Plätzchen formen.

3 Das Öl in einer Pfanne erhitzen und die Pastinakenplätzchen darin bei schwacher Hitze von jeder Seite etwa 4 Minuten goldbraun braten und sofort servieren.

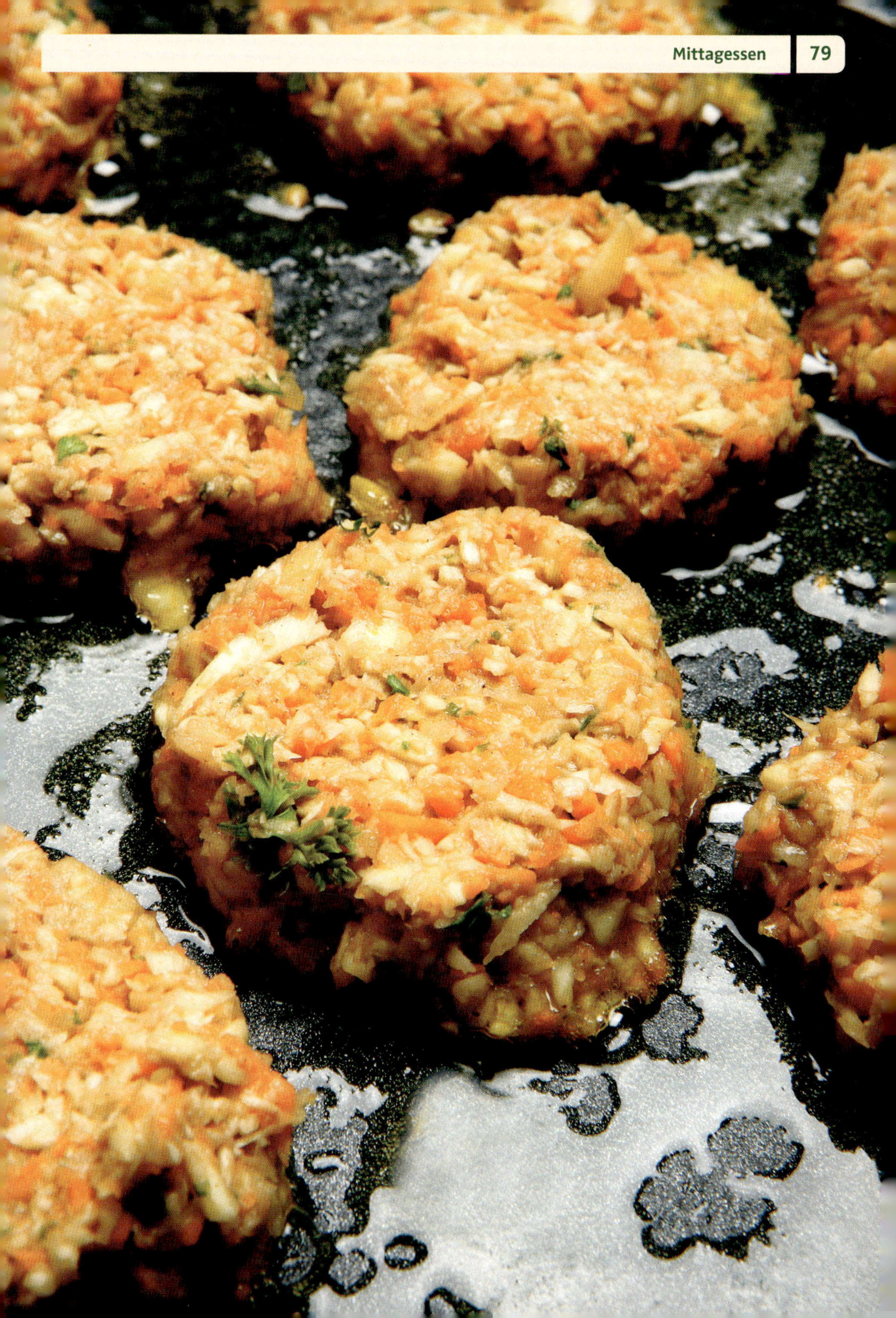

Linsen-Frühlingstorte

braucht etwas mehr Zeit

Zubereitungszeit: ca. 1 ½ Stunden
Garzeit: ca. 70 Minuten

Eine Portion enthält:

289 kcal/1213 kJ	7 g Ballaststoffe
14 g Eiweiß	9,2 mg Vitamin E
14 g Fett	0 µg Vitamin D
27 g Kohlenhydrate	103,7 mg Kalzium

Zutaten für zwei Personen

1 geh. EL Hirse
1 Tasse Wasser
80 g Linsen
2 Frühlingszwiebeln
2 Handvoll Brennnesselspitzen oder
1 Handvoll Sauerampfer (ca. 30 g)
1 Handvoll Spinat (ca. 15 g)
1 TL Sonnenblumenöl
2 EL Haferflocken
2 EL Magerquark
½ kleine Karotte
2 TL Zitronensaft
2 TL Sonnenblumenkerne
frischer Basilikum, frische Pfefferminze
gem. Ingwer, Muskatblüte und Piment
Salz
etwas Petersilie
1 TL Sonnenblumenöl

Zubereitung

1 Die Hirse in einem Sieb erst kalt waschen und dann kochend heiß überbrühen. Das Wasser zum Kochen bringen, Hirse hineinschütten und zugedeckt bei schwacher Hitze in etwa 20 Minuten garen.

2 Linsen waschen und auf einem Sieb abtropfen lassen. Wasser zum Kochen bringen und die Linsen darin zugedeckt bei mittlerer Hitze etwa 25 Minuten (je nach Sorte) garen.

3 Frühlingszwiebeln waschen und in schmale Ringe schneiden. Brennnesseln oder Sauerampfer und Spinat waschen, grob hacken und mit den Frühlingszwiebeln zusammen in Öl 5 Minuten dünsten. Die Linsen mit der gegarten Hirse, den Brennnesseln oder dem Sauerampfer, dem Spinat, den Haferflocken und dem Magerquark in eine Schüssel geben. Den Backofen auf 180 °C vorheizen. Die geputzte Karotte in eine Schüssel reiben und den Zitronensaft zufügen. Die grob gehackten Sonnenblumenkerne darüber streuen und die Gewürze und frische gehackten Kräuter zugeben. Die Zutaten in der Schüssel mischen und gut abschmecken.

4 Eine Springform von 24 cm Durchmesser mit Öl einfetten, die Masse einfüllen und auf der mittleren Schiene in 45–50 Minuten backen.

TIPPS UND TRICKS

Das Rezept eignet sich bei Arthritis, Arthrose, rheumatoider Arthritis und Gicht. Muskatblüte oder Macis wird der Samenmantel des Muskatnussbaums genannt. Sie erhalten dieses Gewürz getrocknet oder gemahlen im Lebensmittelhandel. Muskatblüte hat wie die Muskatnuss einen aromatisch-harzigen und leicht bitteren Geschmack, ist aber etwas milder.

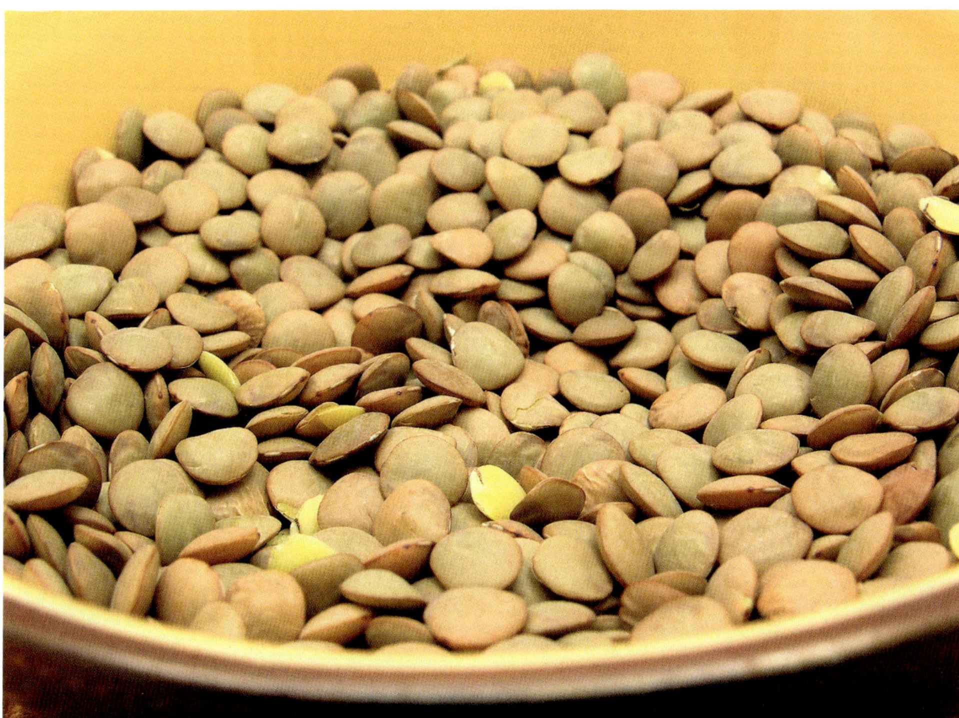

Gemüsestrudel

preisgünstig

Zubereitungszeit: ca. 1 Stunde
Ruhezeit: 30 Minuten
Backzeit: 30 Minuten

Eine Portion enthält:

439 kcal/ 1844 kJ	11 g Ballaststoffe
29 g Eiweiß	10 mg Vitamin E
15 g Fett	0,2 µg Vitamin D
44 g Kohlenhydrate	413,6 mg Kalzium

Zutaten für zwei Personen

100 g Vollkornmehl
2 TL Sonnenblumenöl
½ Tasse Wasser
1 TL Diätmargarine
½ Zwiebel
200 g Blattspinat
1 mittlere Karotte
1 Stück Kohlrabi
Knoblauch
½ Pck. Magerquark
4 gestr. EL saure Sahne, 10 % Fett
200 g Tomaten (Dose)
Salz, weißer Pfeffer
Worcestersoße

Zubereitung

1 Das Mehl in eine Schüssel geben, von der Mitte aus Öl zurühren und nach und nach das lauwarme Wasser zufügen, bis sich ein geschmeidiger Teigkloß bildet, der sich von der Schüssel löst. Den Kloß mit etwas Öl bepinseln und unter einem feucht-heißen Topf 30 Minuten ruhen lassen.

2 Ein Geschirrtuch mit Mehl bestäuben und den Strudelteig darauf rechteckig sehr dünn ausrollen bzw. ausziehen.

3 Die Zwiebelwürfel in der Hälfte der Margarine bräunen, Spinat, gewürfelte Karotten und Kohlrabi dazugeben und zugedeckt 5 Minuten dämpfen. Das Gemüse gut abschmecken.

4 Quark und saure Sahne mischen und den Strudel damit bestreichen, die Spinatfüllung auf eine Hälfte verteilen, die Tomaten auf die andere Hälfte legen. Die Ränder einschlagen, den Strudel durch Hochnehmen des Tuches an einer Seite einrollen und in ein mit Backpapier ausgelegtes Backblech gleiten lassen. Den Strudel mit Margarine bestreichen und im Ofen bei 220 °C 30 Minuten backen.

TIPPS UND TRICKS

Das Rezept eignet sich bei Arthritis, Arthrose, bei rheumatoider Arthritis und Gicht.
Einen mediterranen Gemüsestrudel erhalten Sie, wenn Sie Auberginen, Zucchini und bunte Paprika und statt Margarine Olivenöl verwenden. Geben Sie dann anstelle von Magerquark Schafskäse dazu sowie Basilikum, Thymian und Oregano.

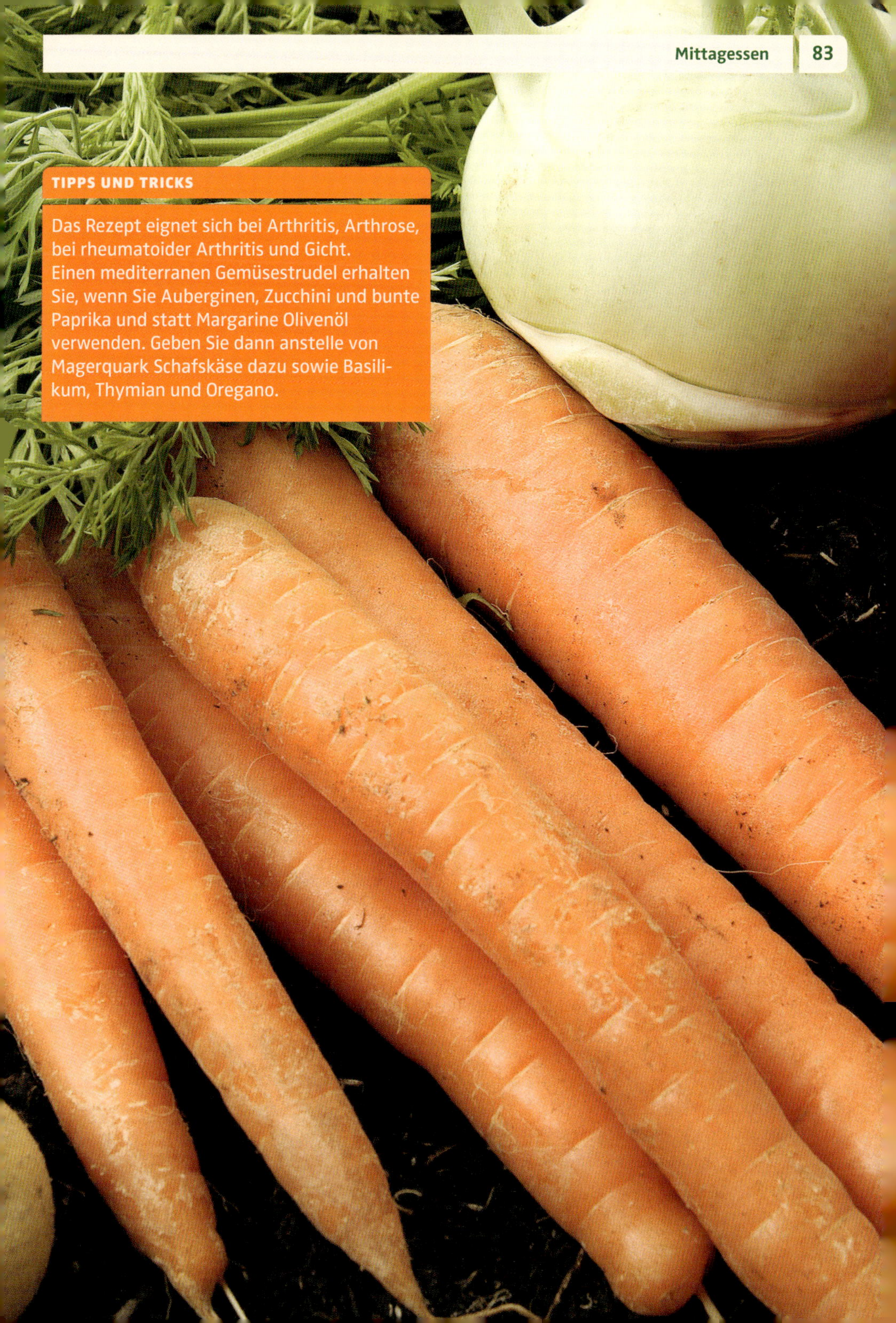

Gemüse-Fisch-Auflauf mit Käse

gelingt leicht

Zubereitungszeit: ca. 40–45 Minuten
Garzeit: ca. 20 Minuten

Eine Portion enthält:

301 kcal/1267 kJ	9 g Ballaststoffe
41 g Eiweiß	8,6 mg Vitamin E
10 g Fett	1,3 µg Vitamin D
10 g Kohlenhydrate	416,6 mg Kalzium

Zutaten für zwei Personen

1 Fleischtomate
½ l Wasser
½ EL Gemüsebrühe
1 kleine Zucchini
½ kleine Zwiebel
½ kleine Fenchelknolle
150 g Brokkoli
2 Portionen Schellfisch (ca. 250 g)
125 g Mozzarella
Diätmargarine
Salz, Pfeffer
1 Knoblauchzehe
frische Petersilie

TIPPS UND TRICKS

Das Rezept eignet sich bei Arthritis, Arthrose, bei rheumatoider Arthritis und Gicht.

Zubereitung

1 Die Fleischtomate kurz mit kochendem Wasser überbrühen, Haut abziehen und das Fruchtfleisch in Spalten schneiden. Gemüsebrühe in das kochende Wasser einrühren.

2 Das Gemüse putzen und waschen. Zucchini in Scheiben, Zwiebel in Ringe, Fenchel in Stücke schneiden und die Brokkoliröschen halbieren. Alles ca. 8 Minuten in der Gemüsebrühe kochen. Inzwischen das Schellfischfilet in mundgerechte Stücke schneiden. Gemüse aus der Brühe nehmen und abtropfen lassen. Die Fischstücke in die Brühe geben und 5–7 Minuten ziehen lassen, herausnehmen und abtropfen lassen.

3 Den Mozzarella in Scheiben schneiden.

4 Eine feuerfeste Form mit etwas Margarine ausstreichen und mit Gemüse und Fisch füllen. Pfeffern und salzen und die fein gehackte Knoblauchzehe darüber verteilen.

5 Mit Mozzarella belegen und im vorgeheizten Backofen bei 200 °C überbacken, bis der Käse schmilzt.

6 Mit fein gehackter Petersilie bestreut servieren.

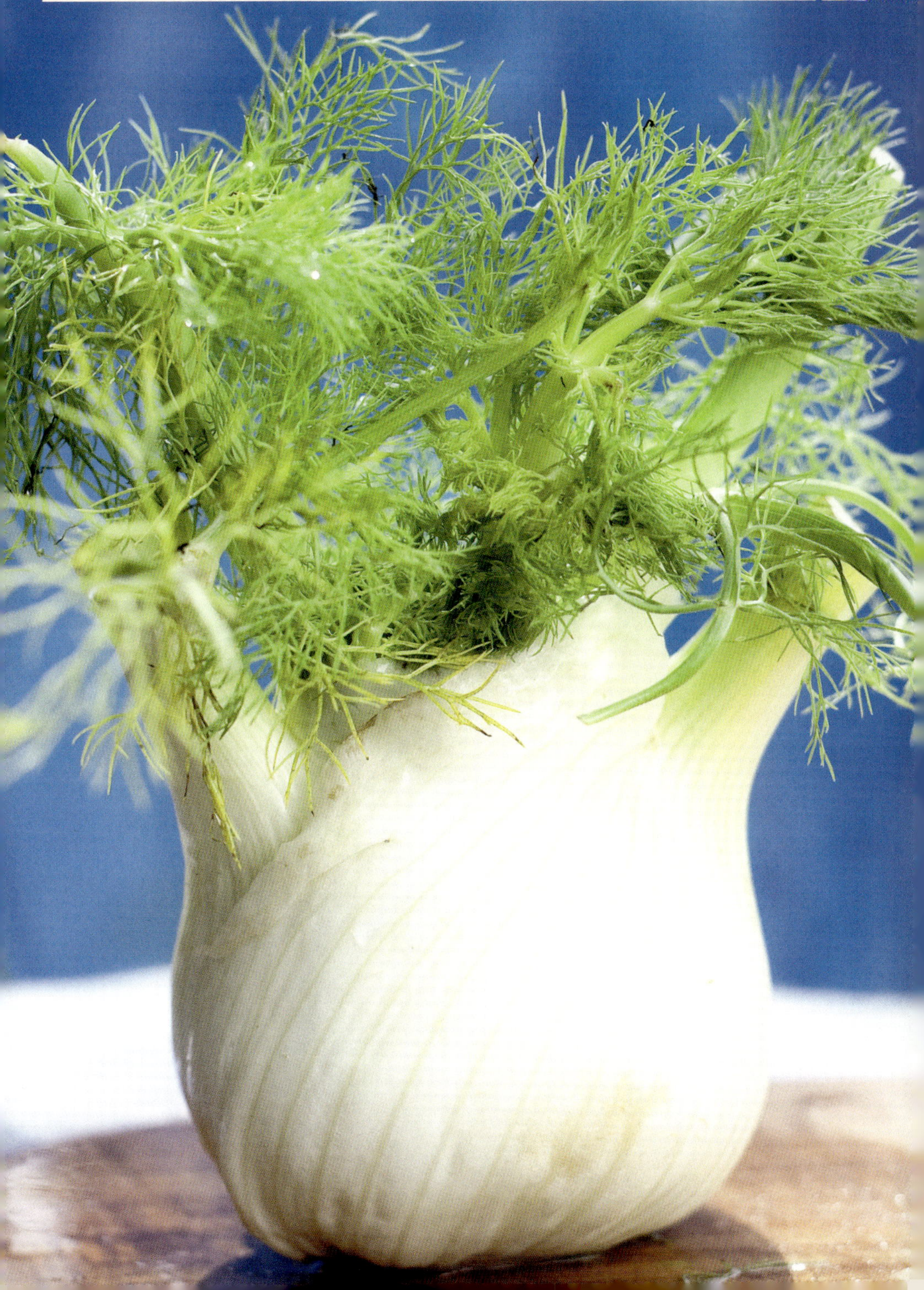

Mangoldröllchen mit pikanter Möhren-Roggenfüllung

braucht etwas mehr Zeit

Zubereitungszeit: 1 ¼ Stunden
Quellzeit: 30 Minuten
Backzeit: ca. 30 Minuten

Eine Portion enthält:

307 kcal/1289 kJ	15 g Ballaststoffe
13 g Eiweiß	1 mg Vitamin E
10 g Fett	0,1 µg Vitamin D
39 g Kohlenhydrate	354 mg Kalzium

TIPPS UND TRICKS

Das Rezept eignet sich bei Arthritis, Arthrose, rheumatoider Arthritis und Gicht.
Als Beilage eignen sich Pellkartoffeln, die Sie mit Parmesan überstreut kurz im Backofen backen, und ein knackiger Blattsalat mit frischen Sprossen. Anstelle von Mangold können Sie auch frischen Blattspinat verwenden. Dann sollten Sie aber frisch geriebene Muskatnuss nicht vergessen.

Zutaten für zwei Personen

400 g Mangold
2 geh. EL Roggenschrot
1 geh. EL Dinkelschrot
1 Tasse Gemüsebrühe (ca. 150 ml)
½ kleine Zwiebel
1 dünne Scheibe Edelpilzkäse (ca. 20 g)
1 mittlere Möhre
1 kleines Stück Sellerie (ca. 60 g)
Pfeffer
frische Petersilie
Öl zum Bestreichen

Soße

½ kleine Zwiebel
1 TL Diätmargarine
1 EL Weizenvollkornmehl
200 ml Gemüsebrühe
2 TL Senf
Salz, Pfeffer
1 gestr. EL saure Sahne, 10 % Fett

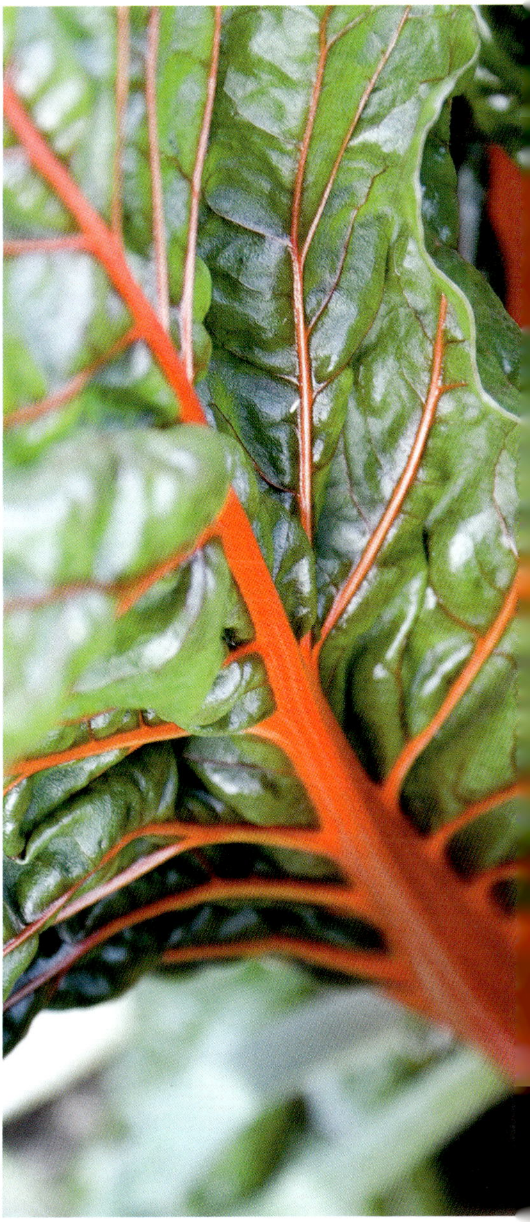

Zubereitung

1 Die Mangoldblätter entstielen und kurz in kochendes Salzwasser tauchen. Den Gemüsesud aufheben.

2 Getreideschrot in die kochende Gemüsebrühe einrühren und 30 Minuten quellen lassen.

3 Unter die Getreidemasse die gewürfelte Zwiebel, den grob zerkleinerten Käse und die Gewürze mischen, die Masse gut abschmecken. Karotten und Sellerie hineinreiben, mit einem Löffel zwei Klöße abstechen und jeden Kloß mit Mangoldblättern einhüllen.

4 Die Rouladen in eine feuerfeste Form setzen, mit Öl bepinseln und etwas Gemüsesud dazu gießen.

5 Die Röllchen im Ofen bei 220 °C 20–30 Minuten backen.

6 Die Zwiebeln in der geschmolzenen Margarine anrösten, das Mehl einrühren, mit Brühe aufgießen, aufkochen lassen und die Soße mit Senf, Pfeffer und Salz abschmecken.

7 Die saure Sahne dazugeben und Soße nicht mehr kochen lassen.

Chinakohl mit Äpfeln und Zwiebeln

gelingt leicht

Zubereitungszeit: ca. 25–30 Minuten
Garzeit: ca. 15 Minuten

Eine Portion enthält:

157 kcal/659 kJ	8 g Ballaststoffe
5 g Eiweiß	4 mg Vitamin E
9 g Fett	0 µg Vitamin D
14 g Kohlenhydrate	160,5 mg Kalzium

Zutaten für zwei Personen

1 Kopf Chinakohl (ca. 500 g)
2 kleine Zwiebeln
1 großer Apfel (Cox-Orange oder roter Boskop)
etwas Zitronensaft
1 EL Sonnenblumenöl
1 Knoblauchzehe
frischer Salbei
Sojasoße
Salz
etwas Gemüsebrühe
2 TL Sesamsamen
Zitronensaft

Zubereitung

1 Den Chinakohl in einzelne Blätter zerlegen, waschen und abtropfen lassen. Die dicken Blattrippen herausschneiden und in etwa 2 cm breite Stücke, die Blätter in Streifen schneiden.

2 Zwiebeln schälen, halbieren und in Scheiben schneiden.

3 Den Apfel waschen, vierteln, vom Kerngehäuse befreien und die Viertel quer in Scheiben schneiden. Die Apfelscheiben sofort mit Zitronensaft beträufeln.

4 Öl in einem flachen Topf erhitzen und Zwiebeln darin goldbraun braten. Knoblauch und Kohlrippen zufügen und bei mittlerer Hitze unter Wenden 3 Minuten anbraten.

5 Kohlstreifen und dann Apfelscheiben untermischen und mit dem Salbei, Sojasoße und dem Salz würzen. Ein wenig Brühe zugießen und bei mittlerer Hitze im offenen Topf knapp 10 Minuten dünsten. Wenn die Flüssigkeit verdampft ist, noch etwas Brühe nachgießen, damit der Kohl nicht anbrennt. Chinakohl gart rascher als Weißkohl. Die Kohlstreifen sind gut, wenn sie fast weich, aber noch knackig sind.

6 Während das Gemüse gart, eine kleine Pfanne ohne Fett heiß werden lassen und den Sesamsamen darin unter ständigem Rühren goldgelb rösten. Sobald er nussig duftet, aus der Pfanne schütten, damit er nicht verbrennt.

7 Zitronensaft unter den Kohl rühren, das Gemüse anrichten und mit Sesam bestreuen.

TIPPS UND TRICKS

Das Rezept eignet sich bei Arthritis, Arthrose, rheumatoider Arthritis und Gicht.
Dazu passen Kartoffeln oder Buchweizengrütze mit frischen Kräutern und einer mitgekochten Knoblauchzehe. Entfernen Sie die Knoblauchzehe nach dem Kochen, dann bleibt nur ein Knoblauchhauch zurück.

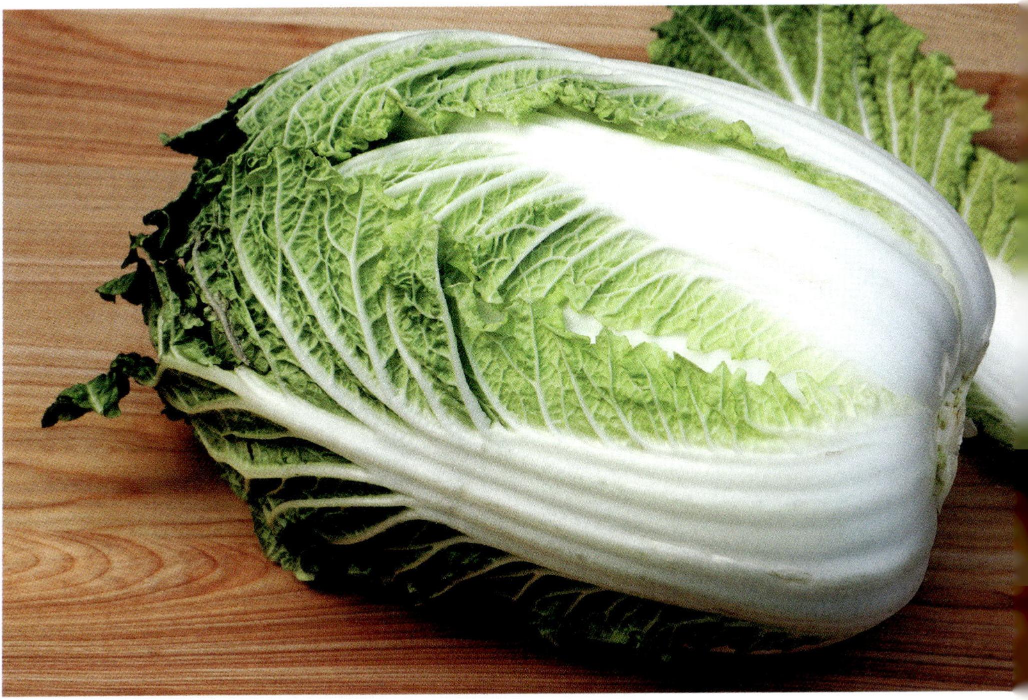

Kürbisgemüse mit Nudeln

gelingt leicht

Zubereitungszeit: ca. 25–30 Minuten
Garzeit: ca. 15 Minuten

Eine Portion enthält:

351 kcal/1473 kJ	10 g Ballaststoffe
16 g Eiweiß	1,5 mg Vitamin E
12 g Fett	0,1 µg Vitamin D
44 g Kohlenhydrate	296 mg Kalzium

Zutaten für zwei Personen

1 kleiner Gartenkürbis oder Squash (ca. 500 g)
1 kleine Knoblauchzehe
½ kleine Zwiebel
1 TL Rapsöl
120 g Vollkornnudeln
Salz, Pfeffer
Cayennepfeffer
Zitronensaft
frisches Basilikum
2 Scheiben Emmentaler oder Bergkäse

Zubereitung

1 Den Kürbis schälen. Beim Gartenkürbis das weiche Innere mit den Kernen herausschaben. Das Kürbisfleisch in kleine Würfel schneiden.

2 Knoblauch und Zwiebel fein hacken. Öl in einer großen tiefen Pfanne erhitzen und die Zwiebel mit dem Knoblauch goldgelb braten. Die Kürbiswürfel zufügen und bei mittlerer Hitze zugedeckt 10–15 Minuten nicht zu weich dünsten. Das Kürbisfleisch soll noch Biss haben.

3 Während der Kürbis gart, die Nudeln nach Packungsvorgabe kochen. Das Gemüse mit Salz und den Gewürzen abschmecken, den Zitronensaft und fein gehacktes Basilikum zufügen und warmstellen. Nudeln abgießen und abtropfen lassen, in den Topf zurückgeben und mit dem Kürbisgemüse und dem klein gewürfelten Käse gründlich mischen.

TIPPS UND TRICKS

Das Rezept eignet sich bei Arthritis, Arthrose, rheumatoider Arthritis und Gicht.
Anstelle von Kürbis können Sie auch Zucchini verwenden.

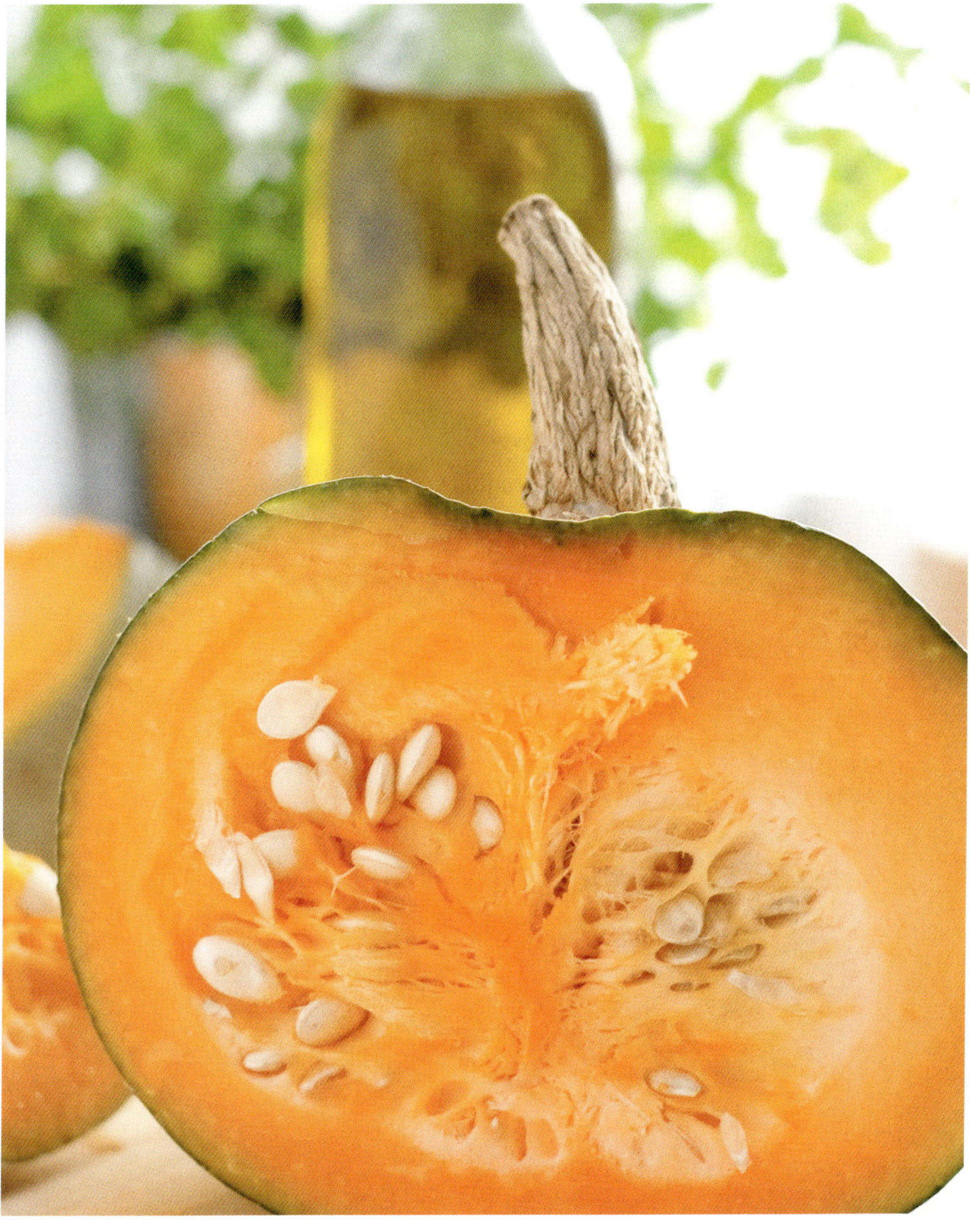

Indonesisches Reisgericht

preisgünstig

Zubereitungszeit: ca. 30 Minuten
Garzeit: ca. 45 Minuten

Eine Portion enthält:

375 kcal/1575 kJ	12 g Ballaststoffe
15 g Eiweiß	3,2 mg Vitamin E
9 g Fett	1 µg Vitamin D
58 g Kohlenhydrate	204 mg Kalzium

Zutaten für zwei Personen

120 g Naturreis
2 Tassen Gemüsebrühe (ca. 300 ml)
1 mittlere Zwiebel
1 TL Sojaöl
1 kleines Stück Weißkraut
1 mittlere Karotte
1 kleines Stück Sellerie
1 kleine Stange Lauch
2 Handvoll Champignons oder andere Pilze (ca. 100 g)
1 TL Erdnussöl
Curry
Cayennepfeffer
Garam Masala
Salz, Pfeffer
2 EL Sojabohnensprossen
2 EL Sojasoße

Zubereitung

1 Reis in der Gemüsebrühe garen.

2 Zwiebeln in dünne Scheiben schneiden und in dem Sojaöl glasig dünsten. Das blättrig geschnittene Weißkraut hinzugeben und dämpfen, anschließend die in feine Streifen geschnittenen Karotten und den Sellerie, den in feine Streifen geschnittenen Lauch und die geviertelten Champignons hinzugeben (das Gemüse darf nur halb gar sein). Die Gewürze in dem Erdnussöl anbraten und den gekochten Reis dazu geben.

3 Das kurz angedünstete Gemüse und die Sojasprossen unter den Reis ziehen, Sojasoße hinzu geben und bei Bedarf nochmals abschmecken.

TIPPS UND TRICKS

Das Rezept eignet sich bei Arthritis, Arthrose, rheumatoider Arthritis und Gicht.
Garam Masala ist eine Gewürzmischung, die in der indischen Küche eingesetzt wird. Sie besteht aus Zimt, Kreuzkümmel, Lorbeer, Koriander, Kardamom, Pfeffer, Nelke und Muskatblüte. Sie erhalten Garam Masala in gut sortierten Gewürzabteilungen im Supermarkt oder im asiatischen Lebensmittelmarkt. Falls Sie kein Soja- oder Erdnussöl zuhause haben, eignet sich auch Rapsöl.

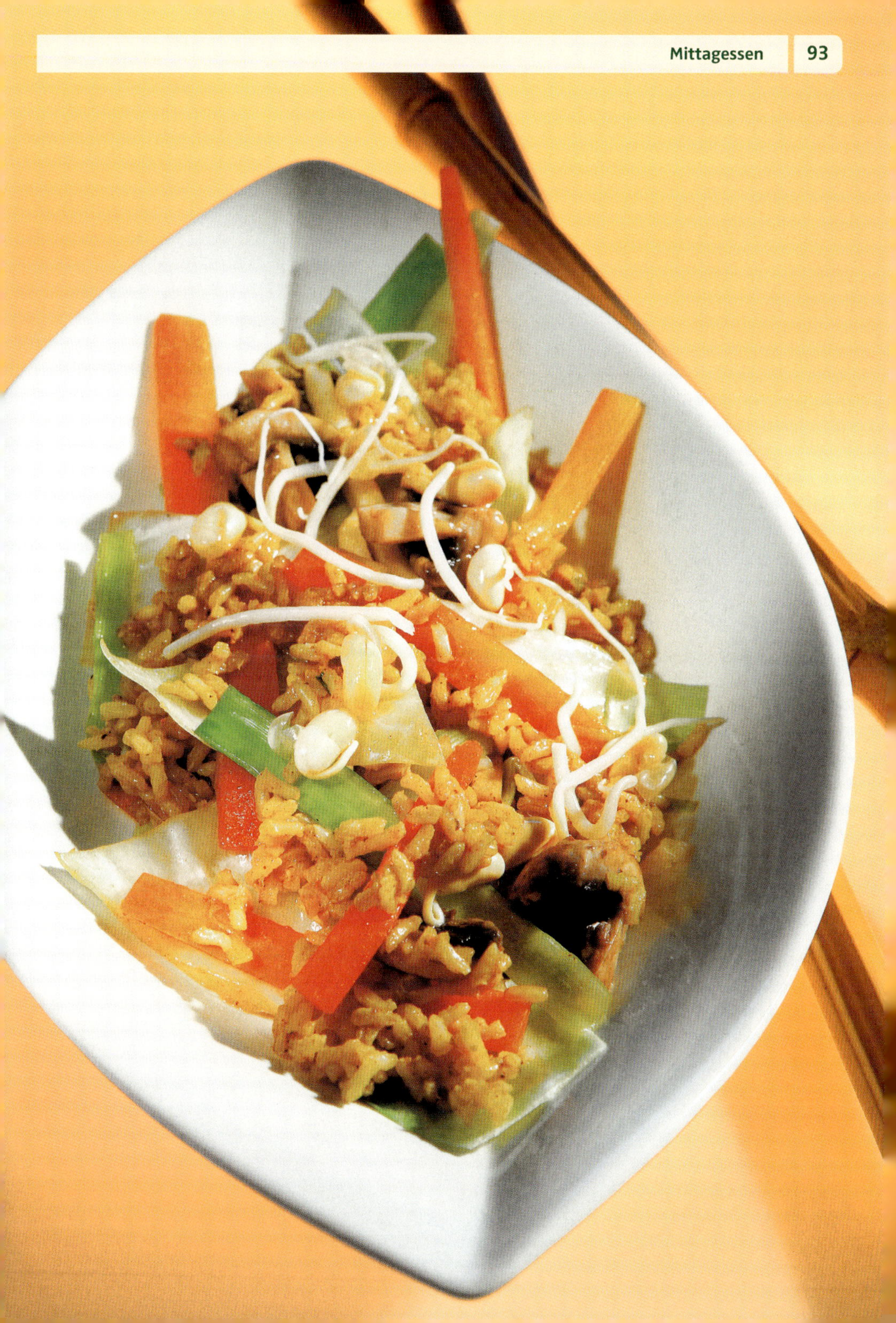

Gefüllte Gurke

braucht etwas mehr Zeit

Zubereitungszeit: ca. 1 ¼ Stunden
Quellzeit: 30 Minuten
Backzeit: 40 Minuten

Eine Portion enthält:

300 kcal/1260 kJ	7 g Ballaststoffe
13 g Eiweiß	1 mg Vitamin E
12 g Fett	1 µg Vitamin D
34 g Kohlenhydrate	203 mg Kalzium

Zutaten für zwei Personen

4 geh. EL Grünkern, grob geschrotet
½ l Gemüsebrühe
½ kleine Zwiebel
1 kleine Knoblauchzehe
2 Handvoll frische Champignons (100 g)
1 TL Kürbiskernöl
2 Salatgurken
Gemüsebrühe
5 gestr. EL saure Sahne, 10 % Fett
frische Petersilie oder Thymian
Salz, Pfeffer
Sojasoße
2 EL Parmesankäse

Zubereitung

1 Den Grünkern in die kochende Gemüsebrühe geben, Topf verschließen und bei ausgeschalteter Herdplatte 30 Minuten quellen lassen. Den Getreidebrei pikant würzen.

2 Zwiebel und Knoblauchzehe schälen und fein würfeln. Champignons putzen und in feine Scheiben schneiden.

3 Öl erhitzen und Zwiebel- und Knoblauchwürfel darin dünsten, die Champignonscheiben dazugeben und kurz mitdünsten. Die Masse zu dem Getreide geben und in die halbierten, von den Kernen befreiten Gurken füllen.

4 Die Gurken in eine feuerfeste Form legen, etwas Gemüsebrühe angießen und im vorgeheizten Ofen bei 220 °C 30 Minuten backen.

5 Die saure Sahne mit den gehackten Kräutern vermischen, mit Gewürzen abschmecken und nach der Backzeit über die Gurken gießen.

6 Käse darüber streuen und alles noch mal 10 Minuten bei 250 °C überbacken, bis der Käse etwas Farbe hat.

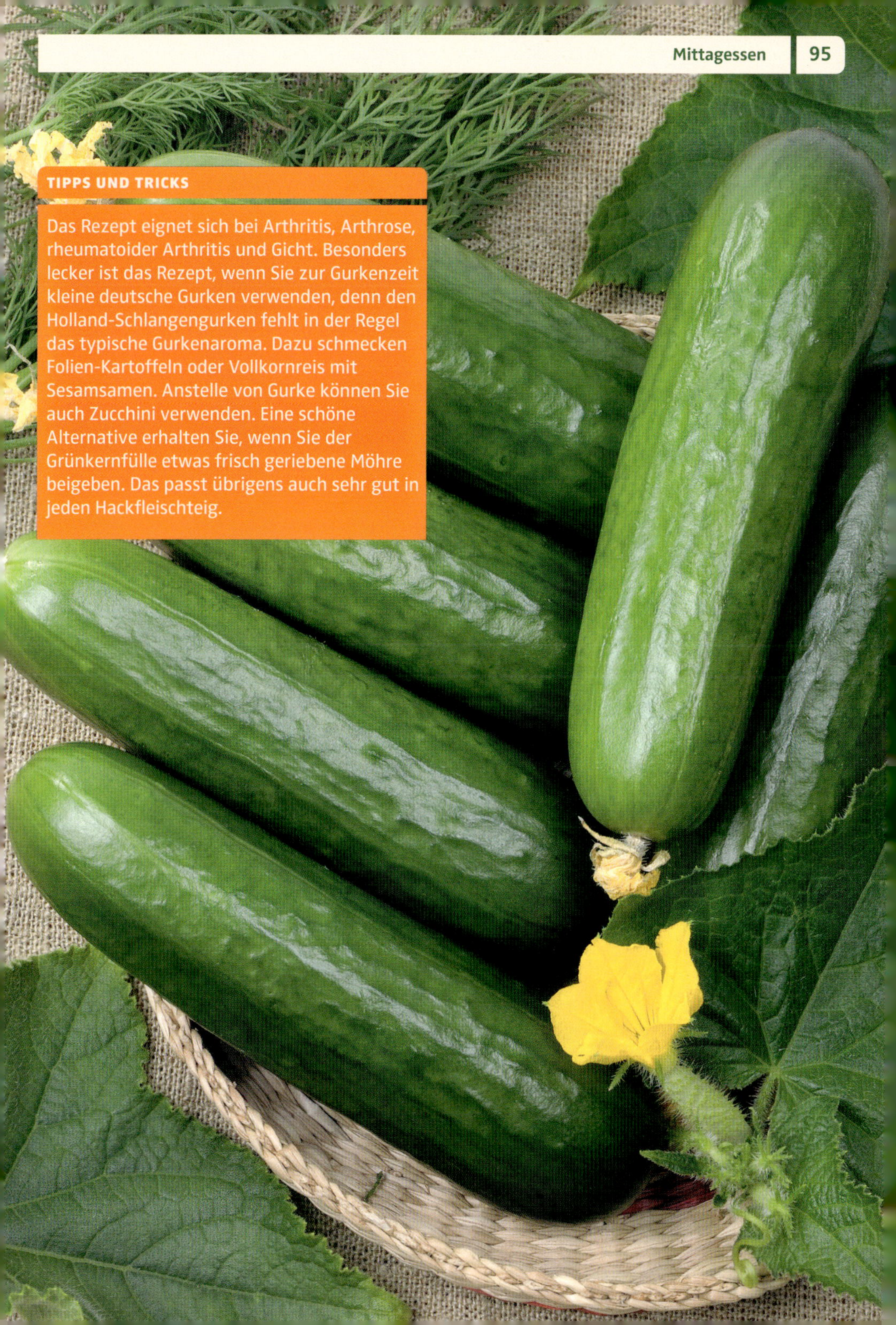

TIPPS UND TRICKS

Das Rezept eignet sich bei Arthritis, Arthrose, rheumatoider Arthritis und Gicht. Besonders lecker ist das Rezept, wenn Sie zur Gurkenzeit kleine deutsche Gurken verwenden, denn den Holland-Schlangengurken fehlt in der Regel das typische Gurkenaroma. Dazu schmecken Folien-Kartoffeln oder Vollkornreis mit Sesamsamen. Anstelle von Gurke können Sie auch Zucchini verwenden. Eine schöne Alternative erhalten Sie, wenn Sie der Grünkernfülle etwas frisch geriebene Möhre beigeben. Das passt übrigens auch sehr gut in jeden Hackfleischteig.

Gefüllte Zwiebeln

gelingt leicht

Zubereitungszeit: ca. 35–40 Minuten
Garzeit: 20 Minuten

Eine Portion enthält:

179 kcal/ 752 kJ	6 g Ballaststoffe
7 g Eiweiß	1,3 mg Vitamin E
10 g Fett	2,3 µg Vitamin D
14 g Kohlenhydrate	114 mg Kalzium

Zutaten für zwei Personen

2–4 Zwiebeln
2 TL Olivenöl
2 TL getrocknete Steinpilze
80 ml Gemüsebrühe
2 Handvoll frische Pilze, z. B. Champignons (ca. 100 g)
Majoran
Salz, Pfeffer
frische Petersilie
2 TL Paniermehl
4 TL Parmesan

TIPPS UND TRICKS

Das Rezept eignet sich bei Arthritis, Arthrose, rheumatoider Arthritis und Gicht.
Dazu passt eine Tomatensoße mit frischem Basilikum.

Zubereitung

1 Auf der Oberseite der geschälten Zwiebeln einen Deckel wegschneiden, Zwiebel aushöhlen, das Innere und die Deckel zur Seite legen. Die ausgehöhlten Zwiebeln je nach Größe 2–5 Minuten, die Deckel 1 Minute in kochendem Salzwasser blanchieren, auskühlen lassen.

2 Das ausgehöhlte Zwiebelfleisch fein hacken, einen Teil zugedeckt an die Seite stellen. Den anderen Teil in der Hälfte des heißen Fetts andämpfen.

3 Die Pilze zerbröckeln und in der Gemüsebrühe kurz einweichen, zu den gedämpften Zwiebeln geben und etwas einkochen. Die frischen Pilze dazu reiben und mitdämpfen, bis die Flüssigkeit eingekocht ist. Würzen und auskühlen lassen.

4 Gehackte Petersilie, Paniermehl und die Hälfte des geriebenen Parmesans zugeben, Zwiebeln damit füllen, Deckel auflegen und in eine ofenfeste Form stellen. Die restlichen gehackten Zwiebeln und evtl. übrige Füllung in die Zwischenräume verteilen, 2 EL Wasser zugeben.

5 Die Zwiebeln mit Olivenöl bepinseln, Parmesankäse darüber streuen und ca. 15 Minuten im vorgeheizten Ofen bei 200 °C gratinieren.

Holländischer Mangold-auflauf mit Fisch

gelingt leicht

Zubereitungszeit: ca. 30 Minuten
Garzeit: 20 Minuten

Eine Portion enthält:

408 kcal/ 1714 kJ	7 g Ballaststoffe
45 g Eiweiß	5,6 mg Vitamin E
23 g Fett	1,5 µg Vitamin D
6 g Kohlenhydrate	780,3 mg Kalzium

Zutaten für zwei Personen

500 g frischer Mangold
etwas Knoblauch
1 kleine Zwiebel
1 EL Rapsöl
Salz, Pfeffer
frisch geriebener Ingwer oder Ingwerpulver
250 g Seelachsfilet oder Kabeljau
Zitronensaft
½ Becher saure Sahne, 10 % Fett
2 Scheiben Schnittkäse, 30 % Fett i. Tr.
frisch geriebene Muskatnuss

TIPPS UND TRICKS

Anstelle von Mangold können Sie auch frischen oder tiefgekühlten Blattspinat verwenden.

Zubereitung

1 Mangold waschen, gut abtropfen lassen und in grobe Stücke schneiden. Öl in einem Topf erhitzen, Knoblauch und Zwiebel darin kurz andünsten. Den Mangold dazugeben und kurz anschwitzen. Mit Salz, Pfeffer und Ingwer kräftig abschmecken.

2 Den Fisch unter fließendem Wasser abwaschen und trocken tupfen. Mit Zitronensaft beträufeln. Den Mangold und das Fischfilet schichtweise in eine Auflaufform geben.

3 Die saure Sahne mit dem klein gewürfeltem Käse verrühren, mit Salz, Pfeffer und Muskat abschmecken. Die Masse über den Fisch geben und den Auflauf 15–20 Minuten bei 200 °C backen.

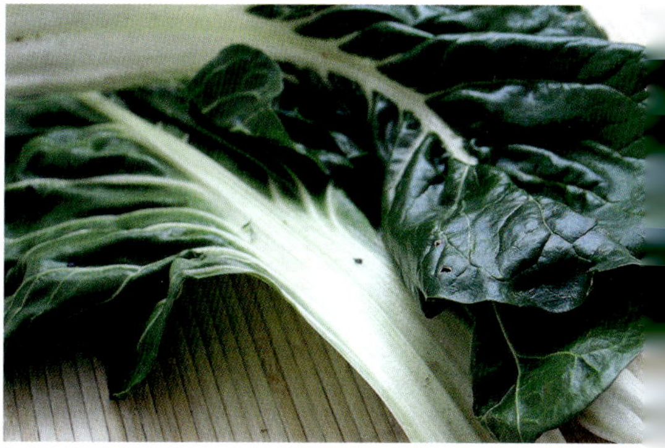

Bandnudeln mit Lachs-Streifen in Salbei-Tomaten-Soße

geht schnell

Zubereitungszeit: 25 Minuten
Garzeit: ca. 15 Minuten

Eine Portion enthält:

633 kcal/2659 kJ	11 g Ballaststoffe
38 g Eiweiß	4,3 mg Vitamin E
29 g Fett	16,4 µg Vitamin D
54 g Kohlenhydrate	252 mg Kalzium

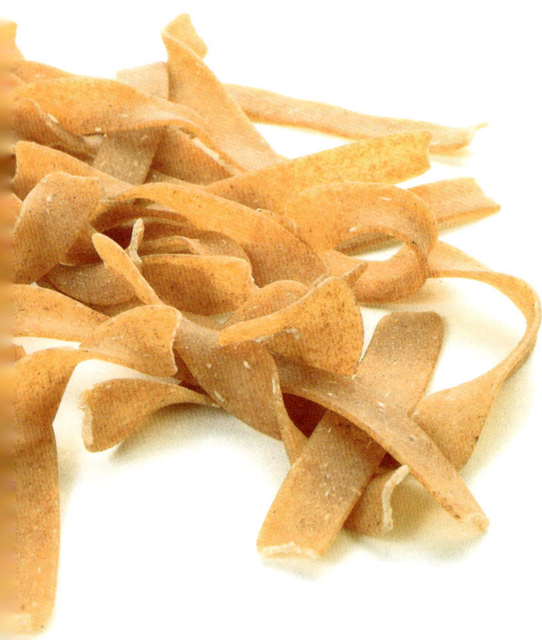

Zutaten für zwei Personen

2 Lachsfilets (ca. 200 g)
Salz
Zitronensaft
Mehl
160 g extrabreite Vollkorn-Nudeln
1 EL Olivenöl

Tomatengemüse

1 rote Chilischote
1 Zweig Salbei
1 kleine Knoblauchzehe
4 mittlere Tomaten
1 Tasse Gemüsebrühe
Salz
Zitronensaft
Zucker oder Süßstoff
2 Blätter Basilikum
einige Schnittlauchröllchen
2 Zweige Petersilie
1 kleines Stück Parmesan (ca. 30 g)

TIPPS UND TRICKS

Das Rezept eignet sich bei Arthritis, Arthrose, rheumatoider Arthritis und Gicht.

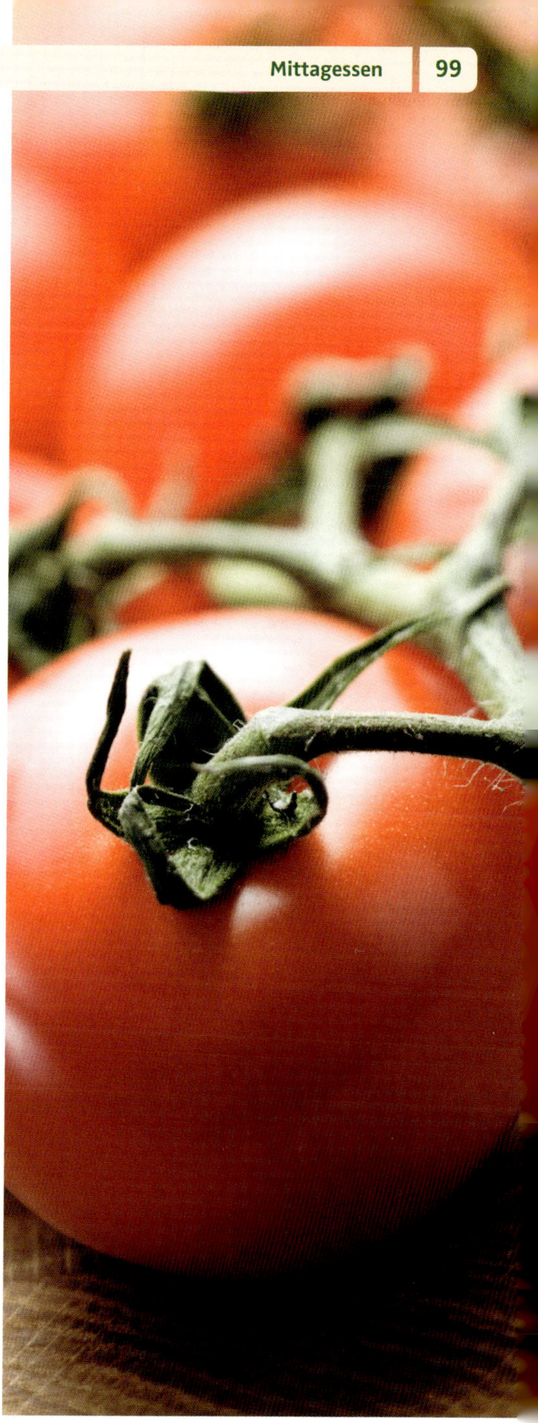

Zubereitung

1 Den Lachs in ca. 2 cm breite Streifen schneiden, salzen, mit Zitronensaft beträufeln und in Mehl wenden.

2 In der Zwischenzeit die Nudeln nach Packungsangabe kochen.

3 In einer Pfanne Öl erhitzen, die Lachsfilets kurz anbraten und warmstellen. Bratfett nicht wegschütten.

4 Die in Ringe geschnittenen Chilis und den in feine Streifen geschnittenen Salbei im Bratfett anschwitzen. Knoblauch würfeln und dazugeben.

5 Tomaten waschen, den Strunk herausschneiden und die Tomaten in grobe Würfel schneiden. Tomatenwürfel in die Pfanne geben und mitbraten.

6 Mit der Gemüsebrühe aufgießen und mit den Gewürzen und den gewaschenen und klein geschnittenen Kräutern abschmecken.

7 Die Soße unter die fertig gekochten Nudeln heben. Die Nudeln mit den Lachsstreifen anrichten und einige Parmesanspäne darüber hobeln.

Linsensalat auf türkische Art

gelingt leicht

Zubereitungszeit: ca. 40 Minuten
Garzeit: ca. 30 Minuten
Abkühlzeit: ca. 10 Minuten

Eine Portion enthält:

144 kcal/ 605 kJ	2 g Ballaststoffe
4 g Eiweiß	8,4 mg Vitamin E
9 g Fett	0 µg Vitamin D
12 g Kohlenhydrate	60 mg Kalzium

Zutaten für zwei Personen

80 g grüne oder braune Linsen
200 ml Wasser
1 Salatgurke
Salz
6 schwarze Oliven
2 TL schwarze Rosinen
2 kleine Tomaten

Soße

2 TL Zitronensaft
½ Knoblauchzehe
2 EL Magermilchjoghurt
2 TL Weizenkeimöl
Salz, Pfeffer
Pfefferminzblätter

Zubereitung

1 Die Linsen waschen und mit dem Wasser zum Kochen bringen. Zugedeckt 20–30 Minuten köcheln lassen, bis die Linsen gar sind. Etwas abkühlen lassen.

2 Die Gurke waschen, putzen, in schmale Stäbchen schneiden und mit dem Salz vermischen. Einige Minuten ziehen lassen.

3 In einer Schüssel die Soßenzutaten sämig rühren. Oliven, klein geschnittene Rosinen und Linsen dazumischen und ganz erkalten lassen.

4 Vor dem Servieren die Gurke von Hand etwas ausdrücken und unterheben.

5 Mit Tomatenschnitzen garniert servieren.

TIPPS UND TRICKS

Das Rezept eignet sich bei Arthritis, Arthrose und auch rheumatoider Arthritis.

Matjessalat Helgoland

gelingt leicht

Zubereitungszeit: ca. 15–20 Minuten
Marinierzeit: 30 Minuten

Eine Portion enthält:

494 kcal/2075 kJ	4 g Ballaststoffe
28 g Eiweiß	3,8 mg Vitamin E
30 g Fett	33,8 µg Vitamin D
25 g Kohlenhydrate	275,5 mg Kalzium

Zutaten für zwei Personen

2 Matjesfilets (ca. 250 g)
3 Gewürzgurken
1 großer, säuerlicher Apfel
1 EL Zitronensaft
1 mittelgroße Zwiebel
1 Stengel Staudensellerie
1 EL Kapern

Dressing

1 Becher Magermilchjoghurt (150 g)
1 gestr. EL Zucker oder Süßstoff
Salz
1 TL mittelscharfer Senf
Paprika edelsüß

Zubereitung

1 Die Matjesfilets in mundgerechte Stücke schneiden. Gewürzgurken halbieren und in Scheiben schneiden. Apfel waschen, vierteln, entkernen und in dünne Spalten teilen. Die Apfelspalten sofort mit dem Zitronensaft beträufeln.

2 Die Zwiebel schälen. Staudensellerie waschen, putzen und zusammen mit den Zwiebeln in feine Scheiben schneiden. Zutaten mischen und die Kapern unterheben.

3 Das Joghurt mit dem Zucker, Salz, Senf und Paprika verrühren. Soße abschmecken und unter den Matjessalat mischen.

4 Den Salat im Kühlschrank eine halbe Stunde durchziehen lassen.

TIPPS UND TRICKS

Die im Matjes enthaltenen Omega-3-Fettsäuren wirken anti-entzündlich, daher eignet sich das Rezept besonders bei rheumatoider Arthritis und anderen entzündlichen Gelenkerkrankungen.
Bei Arthrose könnten Sie statt des fetten Matjes auch in Essigwasser angedünstetes Kabeljau-, Seelachs- oder Goldbarschfilet verwenden.
Besonders gut eignet sich ein Boskop für dieses Rezept.
Servieren Sie zu dem Matjessalat frische Pellkartoffeln.

ABENDESSEN

Radieschenquark

geht schnell

Zubereitungszeit: ca. 20 Minuten

Eine Portion enthält:

70 kcal/293 kJ	1 g Ballaststoffe
9 g Eiweiß	0,1 mg Vitamin E
2 g Fett	0 µg Vitamin D
4 g Kohlenhydrate	99,5 mg Kalzium

Zutaten für 4 Portionen

1 Bund Radieschen
1 Bund Schnittlauch
1 Packung Magerquark (250 g)
2 EL saure Sahne, 10 % Fett
Salz
Pfeffer

Zubereitung

1 Radieschen putzen, gründlich waschen und fein hacken. Schnittlauch waschen und in feine Röllchen schneiden. Quark mit der Sahne glatt rühren. Radieschen und Schnittlauch untermengen.

2 Den Aufstrich mit Salz und Pfeffer würzen. Sofort servieren, da die Radieschen ansonsten zu viel Flüssigkeit abgeben.

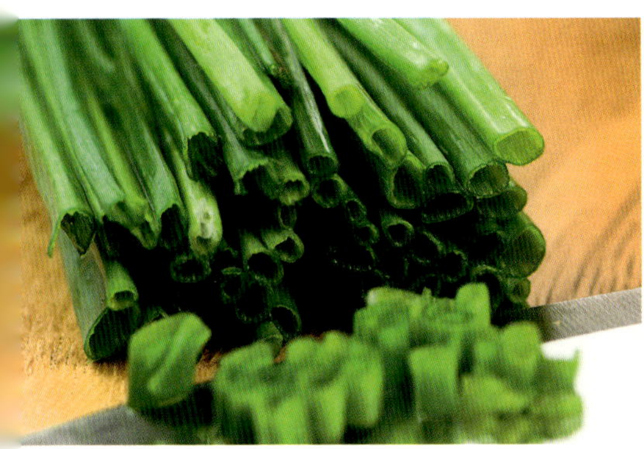

TIPPS UND TRICKS

Das Rezept eignet sich bei Arthritis, Arthrose, rheumatoider Arthritis und Gicht.
Anstelle von Radieschen können Sie auch frischen Rettich und etwas Meerrettich verwenden; das ist besonders lecker für alle, die es scharf mögen! Quark wird besonders cremig, wenn Sie ihn mit dem Handrührgerät glatt rühren und dann mit kohlensäurereichem Mineralwasser aufschlagen.

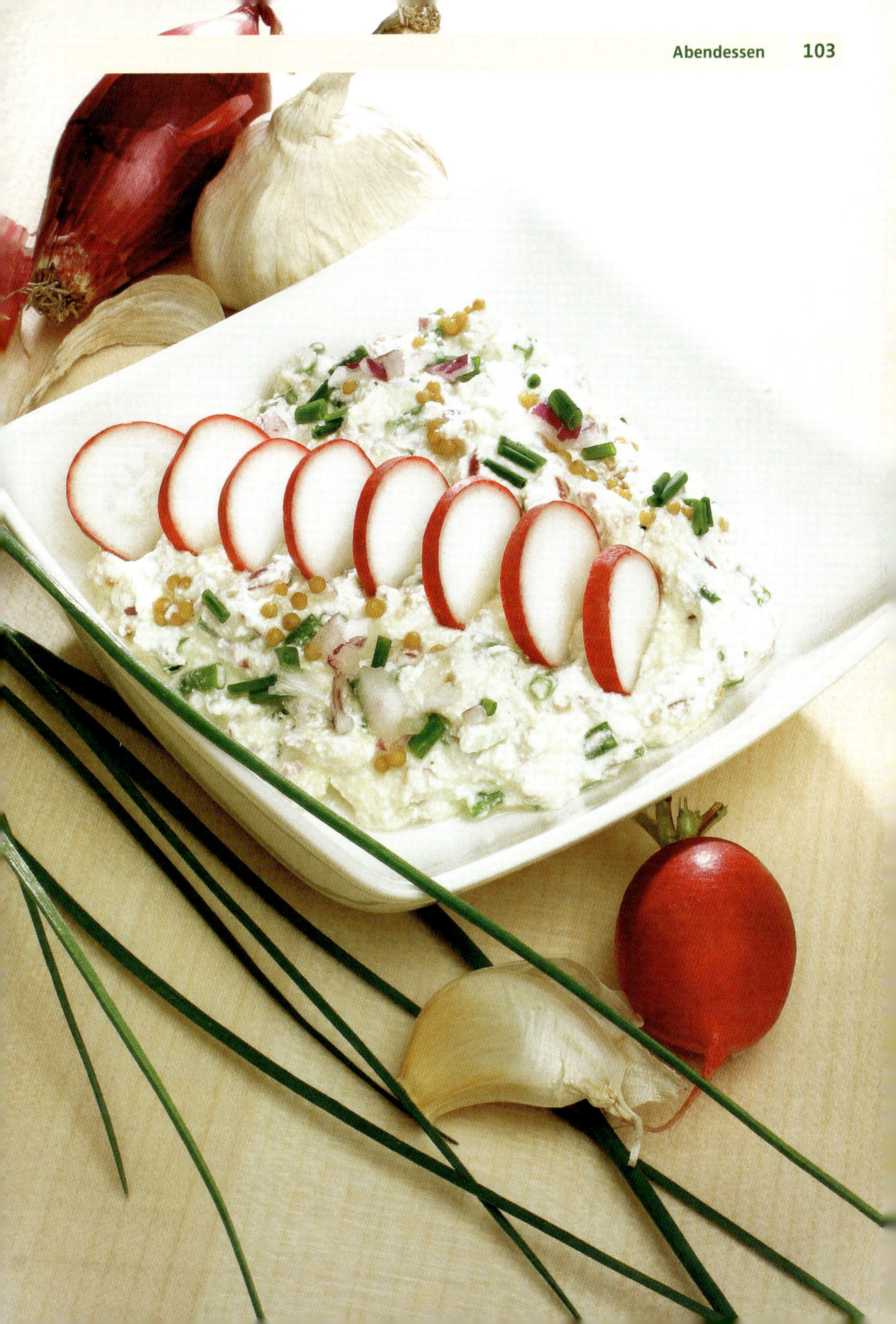

Gurkenaufstrich

braucht etwas mehr Zeit

Zubereitungszeit: ca. 15 Minuten
Ruhezeit: 30 Minuten

Eine Portion enthält:

60 kcal/249 kJ	1 g Ballaststoffe
6 g Eiweiß	0,1 mg Vitamin E
2 g Fett	0 µg Vitamin D
2 g Kohlenhydrate	71,5 mg Kalzium

Zutaten für 4 Portionen

1 kleine Salatgurke
150 g Magerquark
2 EL saure Sahne, 10 % Fett
1 Knoblauchzehe
1 EL Meerrettich, frisch gerieben oder aus dem Glas
Salz, Pfeffer
½ Bund Dill

Zubereitung

1 Die Gurke schälen und halbieren. Die Gurkenkerne mit einem Löffel entfernen und wegwerfen. Die Gurke in sehr kleine Würfel schneiden, salzen und 30 Minuten ruhen lassen. Danach den ausgetretenen Saft weggießen.

2 Den Quark mit Sahne glattrühren. Den Knoblauch schälen und durch die Presse dazudrücken. Den Meerrettich unterrühren und mit Salz und Pfeffer abschmecken. Die Gurkenwürfel unter die Quarkcreme mischen.

3 Dill waschen, fein hacken und über den Aufstrich streuen.

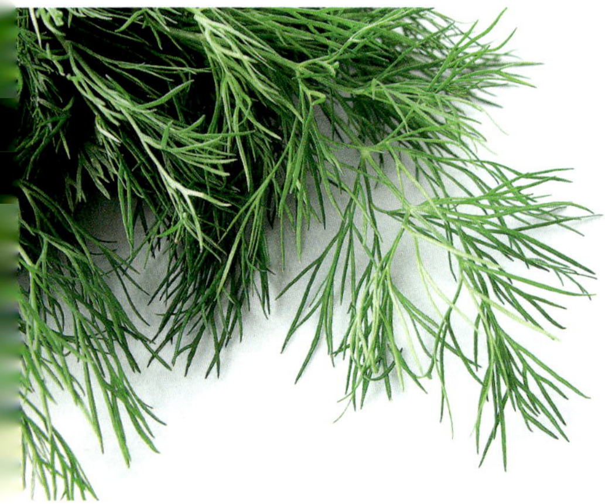

TIPPS UND TRICKS

Das Rezept eignet sich bei Arthritis, Arthrose, rheumatoider Arthritis und Gicht.
Anstelle von Gurke können Sie auch Zucchini verwenden. Besonders lecker und deftig wird es mit Gewürzgurke und ein paar Kapern.

Möhren-Apfel-Aufstrich

geht schnell

Zubereitungszeit: ca. 15 Minuten

Eine Portion enthält:

60 kcal/252 kJ	2 g Ballaststoffe
4 g Eiweiß	0,4 mg Vitamin E
2 g Fett	0 µg Vitamin D
7 g Kohlenhydrate	55 mg Kalzium

Zutaten für 4 Portionen

1 Möhre
1 säuerlicher Apfel
1 EL Zitronensaft
100 g Magerquark
2 EL saure Sahne, 10 % Fett
Salz, Pfeffer

TIPPS UND TRICKS

Das Rezept eignet sich bei Arthritis, Arthrose, rheumatoider Arthritis und Gicht.
Frisch zubereitet schmeckt der Aufstrich am besten.
Mit etwas Dijonsenf und fein geriebenen Sellerie oder Kohlrabi bringen Sie viel Geschmack und Abwechslung in Ihren Aufstrich. Rösten Sie fein gehackte Haselnüsse, Mohnsamen und Sesam trocken in einer beschichteten Pfanne an. Nach kurzer Abkühlzeit mischen Sie die Samen unter den Aufstrich.

Zubereitung

1 Die Möhren schälen und fein raspeln. Den Apfel waschen, putzen ebenfalls raspeln, die Apfelraspel sofort mit dem Zitronensaft beträufeln.

2 Quark mit Sahne glatt rühren. Die Apfel- und Möhrenraspel hinzufügen.

3 Den Aufstrich mit Salz und Pfeffer pikant abschmecken.

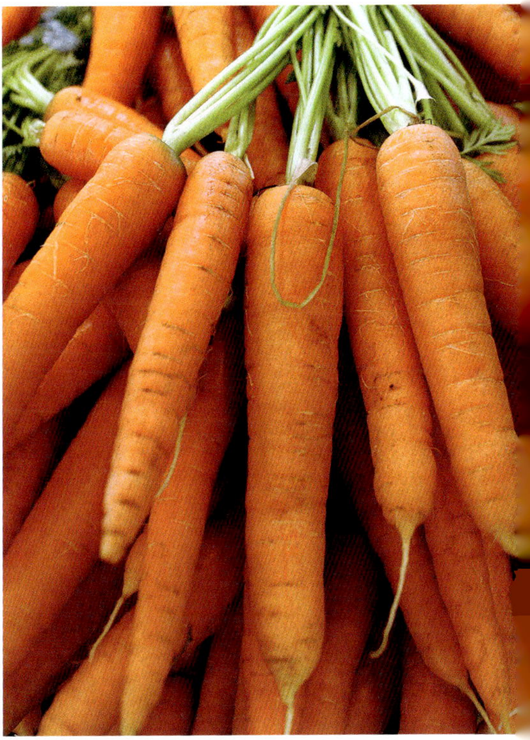

Paprika-Tomaten-Aufstrich

geht schnell

Zubereitungszeit: ca. 15 Minuten

Eine Portion enthält:

103 kcal/433 kJ	2 g Ballaststoffe
5 g Eiweiß	0,7 mg Vitamin E
8 g Fett	0,2 µg Vitamin D
3 g Kohlenhydrate	44 mg Kalzium

Zutaten für 4 Portionen

100 g Diätmargarine
4 EL Magerquark
1 Tomate
½ grüne Paprikaschote
½ rote Zwiebel
1 Bund frische Kräuter
Salz, bunter Pfeffer
1 Knoblauchzehe
Schnittlauchröllchen zum Bestreuen

Zubereitung

1 Die Margarine schaumig rühren und Quark unterziehen.

2 Tomate und Paprika waschen und putzen, Zwiebel schälen, alles in feine Würfel schneiden und unter die Quarkbutter heben.

3 Den Aufstrich mit fein gehackten Kräutern, Salz und Pfeffer pikant abschmecken.

4 Die Knoblauchzehe schälen, fein hacken und ebenfalls unter den Aufstrich mengen.

5 Mit den Schnittlauchröllchen bestreut servieren.

TIPPS UND TRICKS

Das Rezept eignet sich bei Arthritis, Arthrose, rheumatoider Arthritis und Gicht.
Anstelle von Magerquark können Sie auch Dickmilch oder stichfestes Joghurt verwenden. Durch die Verwendung anderer Kräuter und Gewürze oder Senf, Tomatenmark und Meerrettich erhalten Sie unendliche Variationsmöglichkeiten für Aufstriche, die im Vergleich zu vielen Käsesorten kalorienarm sind und im Vergleich zu Wurst kaum Arachidonsäure enthalten.

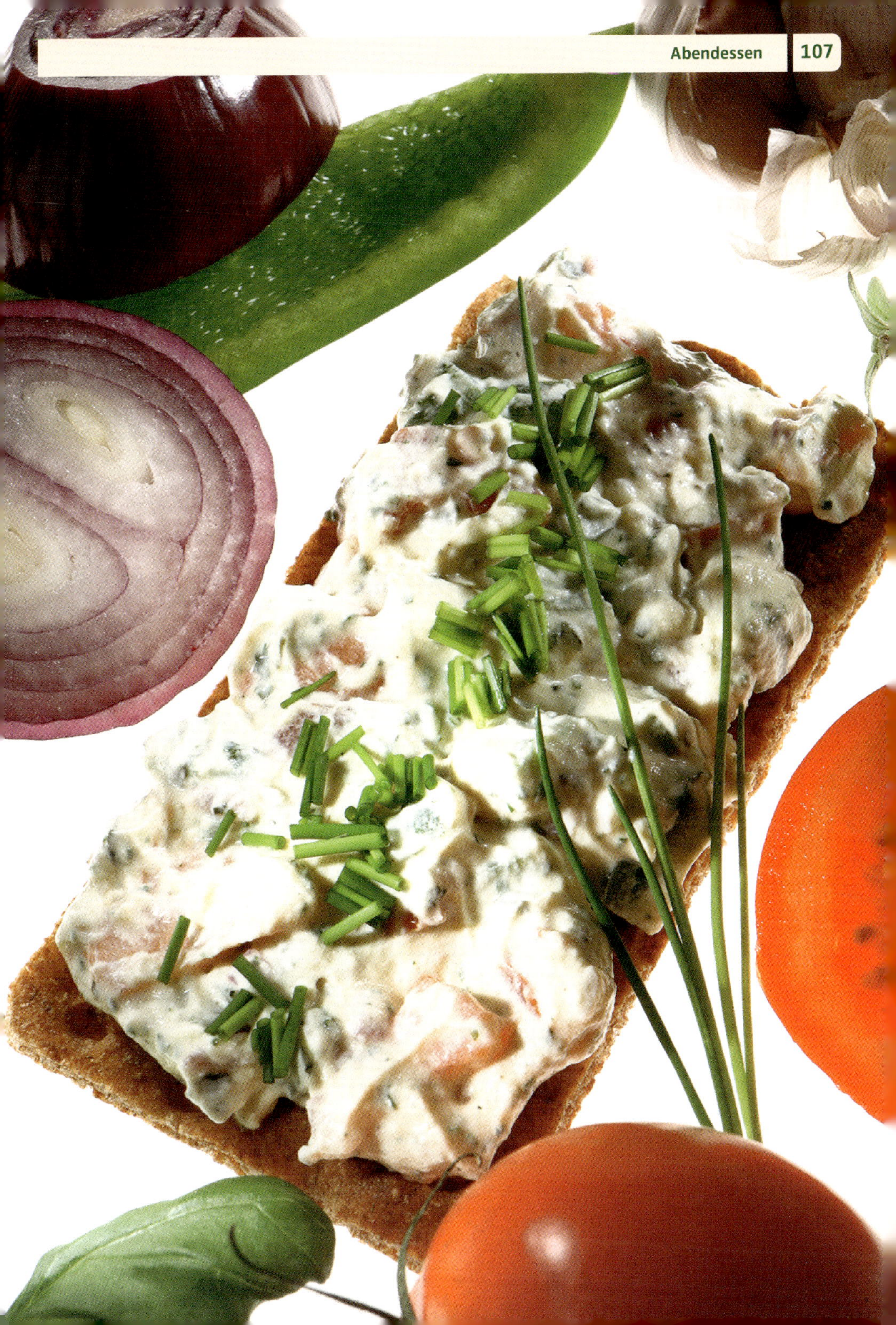

Kresse-Pfeffer-Käse

gelingt leicht

Zubereitungszeit: ca. 15 Minuten

Eine Portion enthält:

78 kcal/326 kJ	2 g Ballaststoffe
9 g Eiweiß	0,9 mg Vitamin E
2 g Fett	0 µg Vitamin D
5 g Kohlenhydrate	153,5 mg Kalzium

Zutaten für 4 Portionen

½ rote Paprikaschote

1 kleine rote Zwiebel

1 Kästchen Kresse

200 g Magerquark

1 EL grüne Pfefferkörner im Mörser zerstoßen

2 EL saure Sahne, 10 % Fett

Salz, Pfeffer

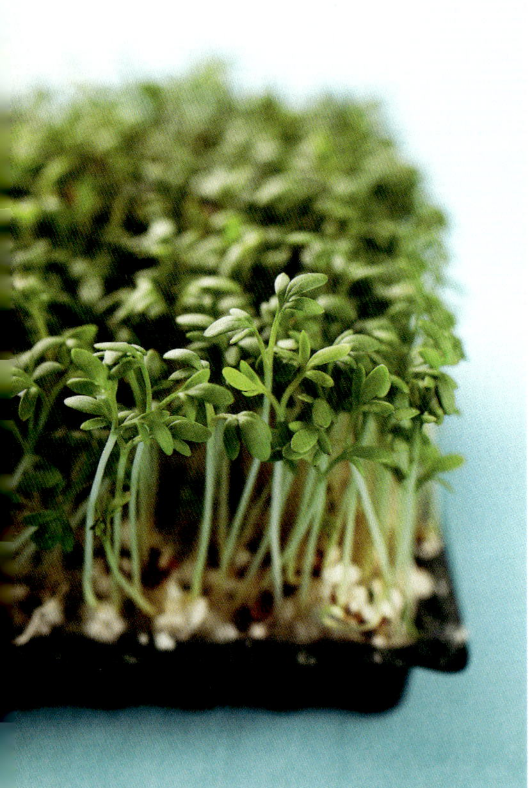

Zubereitung

1 Paprika in kleine Würfel schneiden. Zwiebel fein hacken. Die Kresse mit einer Schere vom Beet schneiden, waschen, trocken schwenken und fein hacken.

2 Den Quark mit der sauren Sahne glatt rühren. Alle Zutaten unterrühren und mit Salz und Pfeffer pikant abschmecken.

TIPPS UND TRICKS

Das Rezept eignet sich bei Arthritis, Arthrose, rheumatoider Arthritis und Gicht.
Ganz mediterran wird der Aufstrich, wenn Sie angedünstete Auberginen, Zucchini und etwas Tomatenmark dazugeben.

Kartoffel-Schnittlauch-Paste mit Knoblauch

preisgünstig

Zubereitungszeit: ca. 30–35 Minuten
Garzeit: 25 Minuten

Eine Portion enthält:

90 kcal/ 377 kJ	2 g Ballaststoffe
2 g Eiweiß	8 mg Vitamin E
5 g Fett	0 µg Vitamin D
9 g Kohlenhydrate	111,3 mg Kalzium

Zutaten für 4 Portionen

250 g festkochende Kartoffeln
2 Knoblauchzehen
2 EL Olivenöl
1 EL Zitronensaft
Salz, Pfeffer
1 Bund Schnittlauch

Zubereitung

1 Kartoffeln waschen und in der Schale ca. 25 Minuten zugedeckt garen. Die Kartoffeln abgießen, kalt abschrecken und pellen. Dann durch eine Kartoffelpresse drücken.

2 Knoblauch schälen und durch die Knoblauchpresse zu den Kartoffeln drücken.

3 Olivenöl und Zitronensaft unterrühren.

4 Die Paste mit Salz und Pfeffer pikant abschmecken.

5 Schnittlauch waschen, in feine Röllchen schneiden und unterrühren.

TIPPS UND TRICKS

Das Rezept eignet sich bei Arthritis, Arthrose, rheumatoider Arthritis und Gicht.

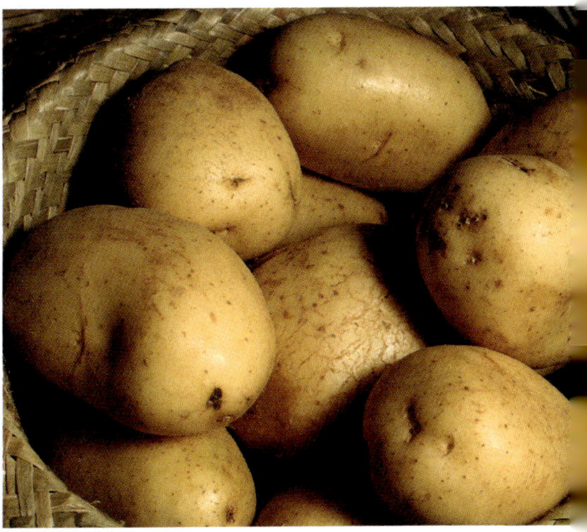

Spanische Gemüsecreme

geht schnell

Zubereitungszeit: ca. 10 Minuten

Eine Portion enthält:

126 kcal/529 kJ	3 g Ballaststoffe
4 g Eiweiß	1,4 mg Vitamin E
7 g Fett	0 µg Vitamin D
12 g Kohlenhydrate	62,5 mg Kalzium

TIPPS UND TRICKS

Das Rezept eignet sich bei Arthritis, Arthrose, rheumatoider Arthritis und Gicht.

Zutaten für zwei Personen

½ rote Paprikaschote
1 Salatgurke oder Zucchini (ca. 100 g)
2 kleine Tomaten
1 kleine Zwiebel
1 kleine Knoblauchzehe
4 EL saure Sahne, 10 % Fett
Salz, Pfeffer
Paprikapulver, edelsüß
2 TL Weizenvollkornmehl
Dill, Petersilie und andere frische Kräuter

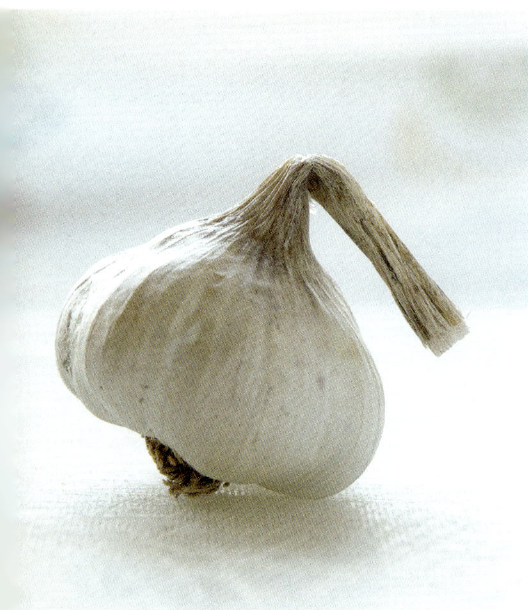

Zubereitung

1 Das Gemüse waschen und putzen. Paprika und Gurke grob zerkleinern. Tomate halbieren und Zwiebel vierteln. Alles Gemüse mit dem Knoblauch, der Sahne und 40 ml Wasser in den Mixer füllen, fast fein mixen und in einen Topf gießen.

2 2 Minuten kochen und die Gewürze zufügen.

3 Das Mehl langsam unter Rühren in die Gemüsecreme schütten und noch 2 bis 3 Minuten kochen.

4 Vom Herd nehmen und mit reichlich fein gehackten Kräutern mischen.

Reissalat mit Mango

braucht etwas mehr Zeit

Zubereitungszeit: 30 Minuten
Garzeit: ca. 45 Minuten
Kühlzeit: 1 Stunde

Eine Portion enthält:

219 kcal/920 kJ	2 g Ballaststoffe
13 g Eiweiß	1,2 mg Vitamin E
4 g Fett	0 µg Vitamin D
29 g Kohlenhydrate	136,7 mg Kalzium

Zutaten für zwei Personen

3 geh. EL Vollkornreis
½ Mango
1 Tomate
2 Scheiben gekochter Schinken
1 Frühlingszwiebel
½ Bund Schnittlauch

Dressing

1 Becher Magerjoghurt (150 g)
Saft ½ Zitrone
1 EL gemischte Kräuter
1 TL Currypulver
Salz, Pfeffer
Zucker
einige Salatblätter

Zubereitung

1 Den Reis nach Packungsanweisung zubereiten. Mango schälen, das Fruchtfleisch vom Stein lösen, 4 schmale Fruchtspalten zuschneiden, den Rest in Würfel schneiden.

2 Die Tomate waschen, Stielansatz entfernen und in Würfel schneiden.

3 Den Schinken in Streifen schneiden. Die Frühlingszwiebel putzen, waschen und in Ringe schneiden. Schnittlauch in Röllchen schneiden, ein paar Halme zur Dekoration beiseite legen.

4 Das Joghurt mit Zitronensaft und gehackten Kräutern verrühren, mit den Gewürzen abschmecken. Dressing unter die Salatzutaten heben und ca. eine Stunde kühl gut durchziehen lassen.

5 Den Reissalat auf 2 Tellern anrichten, mit je 2 Mangospalten, Salatblättern und Schnittlauchhalmen garnieren.

Bunter Sommersalat

geht schnell

Zubereitungszeit: 15 Minuten

Eine Portion enthält:

299 kcal/1286 kJ	11 g Ballaststoffe
18 g Eiweiß	12 mg Vitamin E
13 g Fett	1 µg Vitamin D
27 g Kohlenhydrate	368 mg Kalzium

Zutaten für zwei Personen

einige Salatblätter
1 gelbe Paprikaschote
1 Stengel Bleichsellerie
1 kleine Fenchelknolle
einige Radieschen
2 Tomaten
1 Scheibe Vollkorntoastbrot
1 Ei

Dressing

100 g Magerjoghurt
1 TL Haselnussöl
Rotweinessig
Zitronensaft
Schnittlauch, Petersilie
Salz, Pfeffer

Zubereitung

1 Die Salatblätter waschen, putzen und in mundgerechte Stücke zerkleinern.

2 Die Gemüse waschen und putzen. Paprika in Streifen, Bleichsellerie und Fenchel in Stücke, Radieschen in Scheiben und Tomaten in Achtel schneiden und in einer Schüssel anrichten.

3 Das Brot toasten, in Würfel schneiden und über den Salat geben.

4 Mit gekochten Eischeiben garnieren.

5 Aus dem Joghurt, Öl, Rotweinessig sowie Zitronensaft ein Dressing zubereiten, mit Kräutern und Gewürzen abschmecken und über den Salat geben.

TIPPS UND TRICKS

Fenchel wird immer beliebter. Beim Kauf sollte man darauf achten, dass die Knolle möglichst weiß ist, die Stiele knackig und das Blattgrün leuchtend frisch. Der Geschmack wird umso besser, je kleiner die Stücke sind. Fenchel passt wunderbar zu Fisch. Er schmeckt aber auch gedünstet, mild angebraten, püriert, als Suppe oder roh als Salat mit Früchten oder Tomaten.

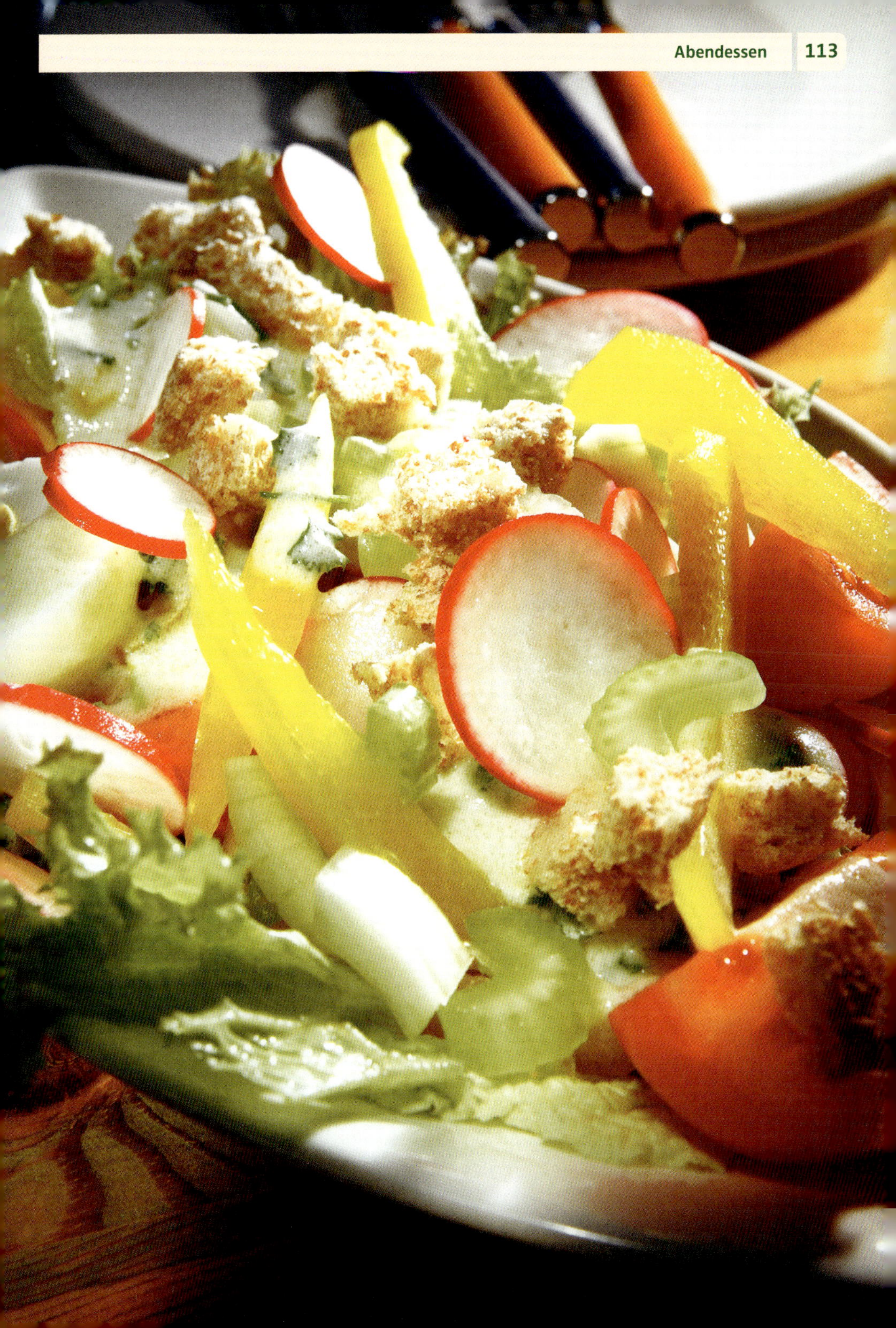

Tomatensuppe mit Spätzle

gelingt leicht

Zubereitungszeit: 25 Minuten
Garzeit: 20 Minuten

Eine Portion enthält:

238 kcal/1000 kJ	6 g Ballaststoffe
8 g Eiweiß	7 mg Vitamin E
12 g Fett	0 µg Vitamin D
24 g Kohlenhydrate	169 mg Kalzium

Zutaten für 4 Portionen

60 g Spätzle
Salz
1 Zwiebel
3 TL Rapsöl
2 kleine Stangen Lauch
1 grüne Paprikaschote
2 TL Weizenvollkornmehl
½ l Tomatensaft
2 Blätter Basilikum
Schnittlauchröllchen
frischer Thymian
1 TL gekörnte Brühe

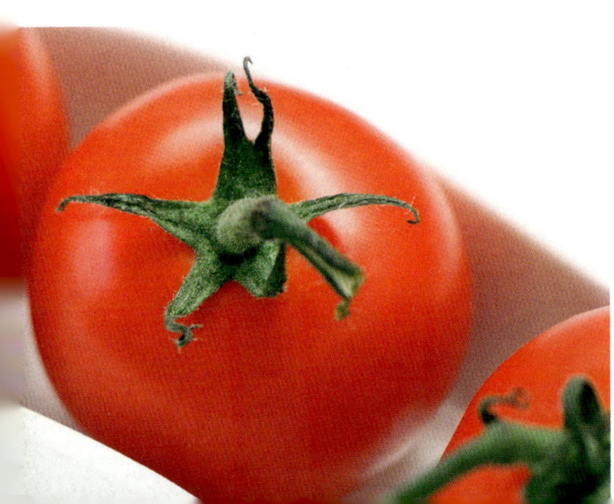

Zubereitung

1 Die Spätzle in Salzwasser mit 1 EL Öl 13–15 Minuten garen.

2 Zwiebel schälen und würfeln und in heißem Öl in einer beschichteten Pfanne glasig dünsten. Lauch gut unter fließendem, kaltem Wasser waschen und in dünne Streifen schneiden. Paprika waschen, putzen und in kleine Würfel schneiden. Beide Gemüsesorten zu den Zwiebeln geben und kurz mitdünsten lassen.

3 1–2 EL Wasser zugeben, Mehl darüber stäuben, gut umrühren. Mit Tomatensaft auffüllen, 5 Minuten kochen lassen. Die gewaschenen und fein gehackten Kräuter dazugeben. Mit gekörnter Brühe würzen, die Spätzle in der Suppe erhitzen und servieren.

TIPPS UND TRICKS

Das Rezept eignet sich bei Arthritis, Arthrose, rheumatoider Arthritis und Gicht.

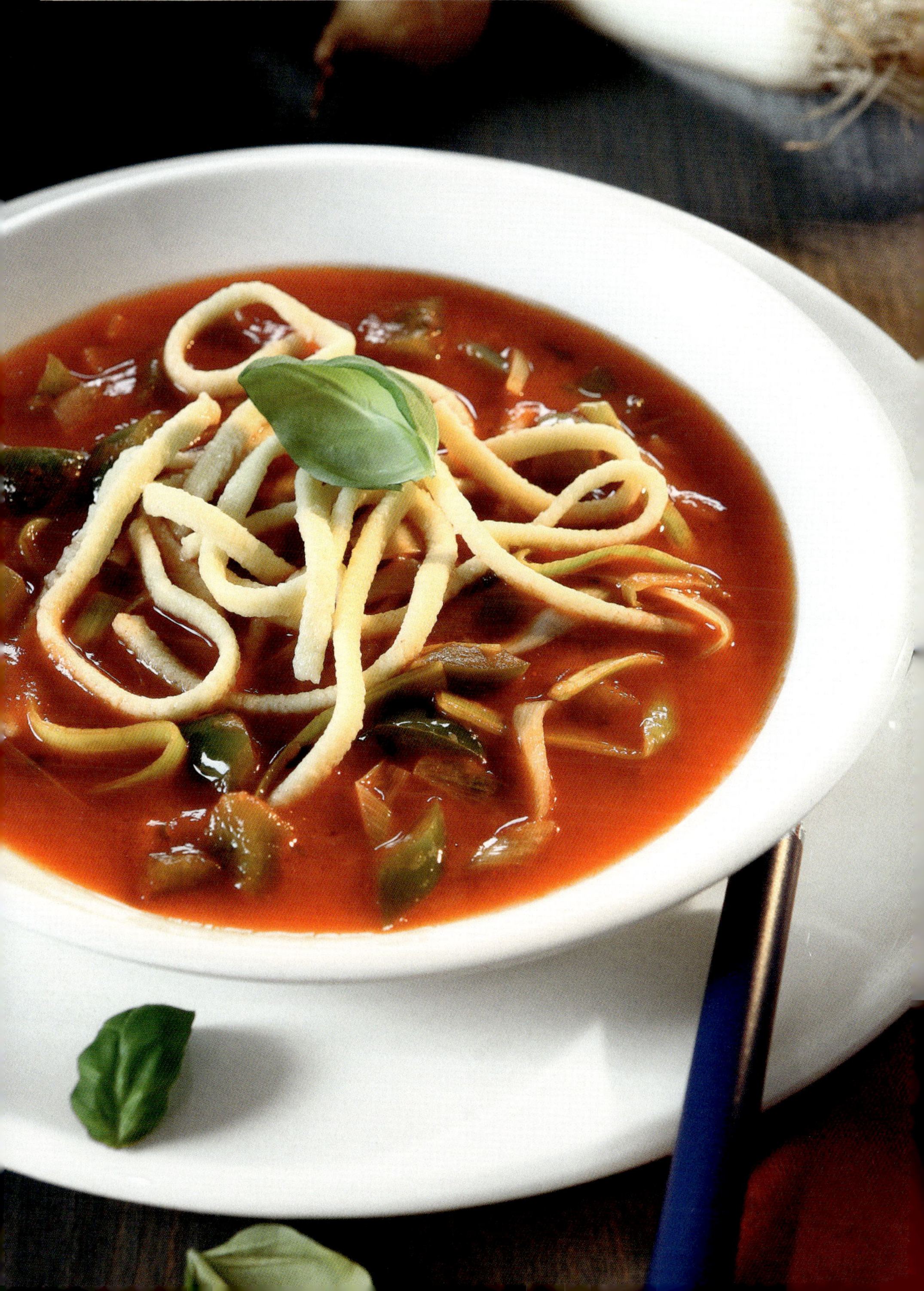

Für alle, die keine gekauften Spätzle verwenden möchten

Zubereitungszeit: 20 Minuten
Garzeit: ca. 10 Minuten

Eine Portion enthält:

386 kcal/1621 kJ	4 g Ballaststoffe
15 g Eiweiß	1,2 mg Vitamin E
6 g Fett	1,3 µg Vitamin D
67 g Kohlenhydrate	40 mg Kalzium

Grundrezept für Spätzle (4 Portionen)

375 g Weizenmehl, Typ 550

Salz

¼ l Wasser

3 Eier

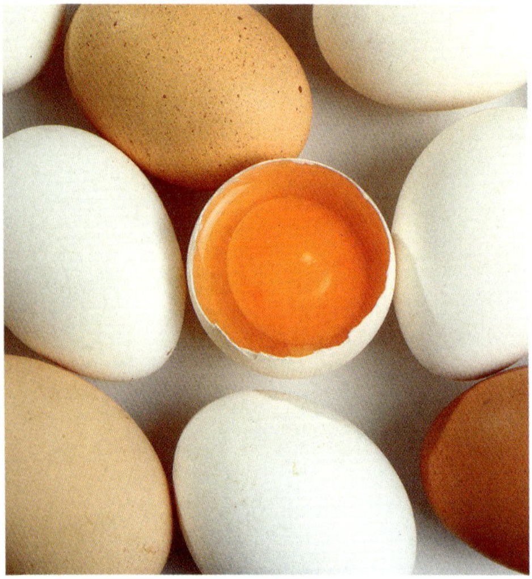

Zubereitung

1 Alle Zutaten locker mischen und mit einem elektrischen Handrührgerät gut abschlagen, bis der Teig Blasen wirft. Bei der Verwendung eines Spätzledrückers/Spätzlehobels Teig etwas dünner halten, evtl. noch etwas Wasser hinzufügen.

2 Einen großen Topf mit reichlich Salzwasser aufstellen und Wasser zum Kochen bringen. Den Teig portionsweise durch Hobel/Drücker geben und die Spätzle einige Male aufkochen lassen, bis sie an der Oberfläche schwimmen. Garzeit: je nach Größe und Menge der Spätzle 3–5 Minuten.

3 Gare Spätzle mit einem Schaumlöffel herausnehmen und mit kaltem Wasser überbrausen, gut abtropfen lassen.

TIPPS UND TRICKS

Bei Verwendung von Vollkornmehl achten Sie darauf, dass Vollkornmehle mehr Flüssigkeit zum Quellen benötigen. Außerdem werden die Spätzle mit Vollkornmehl nicht so locker. Spätzle können schon am Vortag hergestellt werden. Je nach weiterer Verarbeitung z. B. auf Brett ausbreiten und abtrocknen lassen.

SÜSSE ZWISCHENMAHLZEITEN, DESSERTS & SNACKS

Joghurt-Terrine mit Blaubeeren

braucht etwas mehr Zeit

Zubereitungszeit: ca. 15 Minuten
Kühlzeit: 2–3 Stunden

Eine Portion enthält:

80 kcal/336 kJ	1 g Ballaststoffe
6 g Eiweiß	0,6 mg Vitamin E
2 g Fett	0 µg Vitamin D
8 g Kohlenhydrate	178,2 mg Kalzium

Grundrezept für zwei Personen

1 Becher Magerjoghurt (150 g)
Saft und abgeriebene Schale ½ Zitrone
Zucker oder Süßstoff
2 EL Milch, 1,5 % Fett
3 Blatt Gelatine, in kaltem Wasser eingelegt
2 geh. EL Blaubeeren, frisch oder tiefgekühlt

TIPPS UND TRICKS

Dieses Rezept eignet sich bei Arthritis, Arthrose, Gicht und rheumatoider Arthritis.

Zubereitung

1 Joghurt mit Zitronenschale, Saft und Zucker bzw. Süßstoff verrühren.

2 Die Milch in Pfännchen erwärmen, die ausgedrückten Gelatineblätter beifügen und rühren, bis sie sich aufgelöst haben. Sogleich zum Joghurt geben und gut verrühren.

3 Die Blaubeeren unterheben.

4 Die Masse in eine Form füllen und Kühlschrank fest werden lassen. Zum Anrichten die Terrine stürzen.

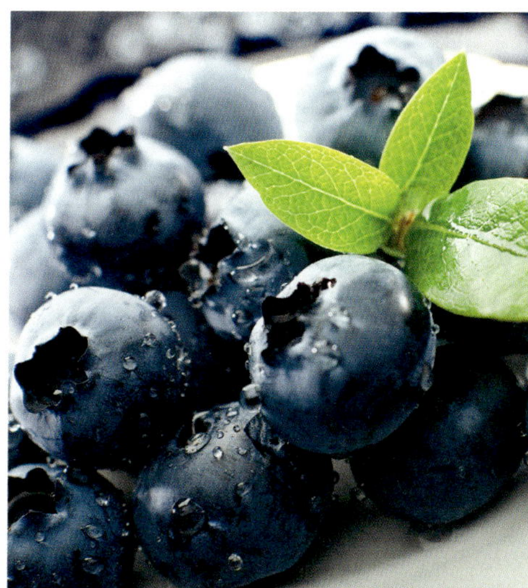

Quinoa-Auflauf mit Früchten

braucht etwas Zeit

Zubereitungszeit: 20 Minuten
Koch- und Quellzeit: ca. 35 Minuten
Backzeit: ca. 45 Minuten

Eine Portion enthält:

447 kcal/1877 kJ	10 g Ballaststoffe
15 g Eiweiß,	1,6 mg Vitamin E
11 g Fett	0,9 µg Vitamin D
69 g Kohlenhydrate	221 mg Kalzium

Zutaten für 2 Portionen

120 g Quinoa
2 Tassen Milch, 1,5 % Fett
2 Prisen Salz
Vanillemark
1 Apfel
1 EL Zitronensaft
1 Ei
2 geh. TL Zucker
1 geh. EL Rosinen, eingeweicht
Zimt
1 TL Rapsöl (zum Ausfetten der Form)

Zubereitung

1 Quinoasamen, Vanillemark, Salz und Milch in einen Topf geben und 10–15 Minuten kochen lassen. Vom Herd nehmen und weitere 15–20 Minuten nachquellen lassen.

2 Den Backofen auf 180 °C vorheizen. Den Apfel waschen, putzen und in schmale Schnitze schneiden. Sofort mit dem Zitronensaft beträufeln. Das Ei unter die etwas abgekühlte Quinoamasse arbeiten.

3 Zucker, Apfelschnitze, Rosinen und Zimt unter die Quinoamasse mengen.

4 Die Masse in eine gefettete Auflaufform geben und im vorgeheizten Backofen bei 180 °C auf der mittleren Schiene ca. 35–45 Minuten backen.

TIPPS UND TRICKS

Dieses Rezept eignet sich bei Arthritis, Arthrose, Gicht und rheumatoider Arthritis. Quinoa stammt aus Peru und wird aufgrund ihres besonderen Nährstoffgehalts auch das „Gold der Inkas" genannt. Quinoa besteht aus hochwertigem Getreideeiweiß sowie überwiegend ungesättigten langkettigen Fettsäuren. 4,3 Prozent dieser Fettsäuren sind Alpha-Linolsäure, eine sonst nur in fetten Seefischen vorkommende Omega-3-Fettsäure. Es können auch andere Obstsorten, beispielsweise Kirschen oder Pflaumen, verwendet werden.

Sanddorn-Milch

geht schnell

Zubereitungszeit: ca. 5 Minuten

Eine Portion enthält:

134 kcal/563 kJ	1 g Ballaststoffe
7 g Eiweiß	1,5 mg Vitamin E
4 g Fett	0 µg Vitamin D
16 g Kohlenhydrate	190,7 mg Kalzium

Zutaten für zwei Personen

2 Tassen Buttermilch (300 ml)
2 EL Sanddorn-Zubereitung
2 EL Weizenkeime
Zucker oder Süßstoff

Zubereitung

Die Buttermilch mit dem Sanddorn und den Weizenkeimen im Mixer gut verquirlen, nach Belieben Zucker oder Süßstoff dazugeben und kalt servieren.

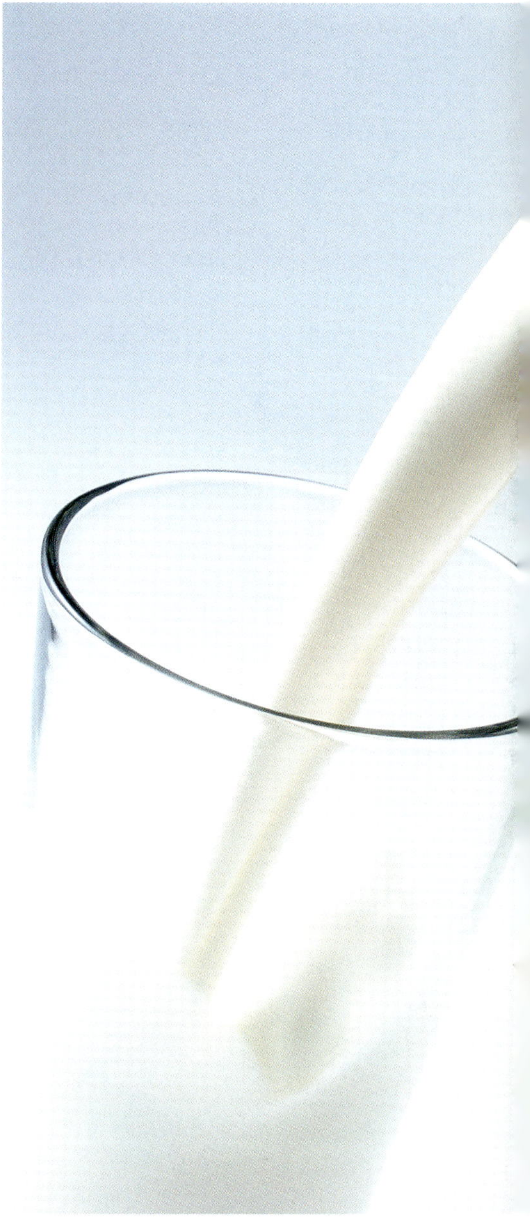

TIPPS UND TRICKS

Wenn Sie keine Sanddorn-Zubereitung – diese Vitamin-C-Bombe gibt es im Reformhaus – haben, können Sie auch Preiselbeer- oder Johannisbeerkonfitüre verwenden.

Mango-Drink

geht schnell

Zubereitungszeit: ca. 10 Minuten

Eine Portion enthält:

164 kcal/689 kJ	3 g Ballaststoffe
7 g Eiweiß	2,4 mg Vitamin E
3 g Fett	0 µg Vitamin D
25 g Kohlenhydrate	198,4 mg Kalzium

Zutaten für zwei Personen

300 ml Dickmilch
2 EL Weizenkeime
1 Mango
Zitronensaft
evtl. Zucker oder Süßstoff

Zubereitung

Die Dickmilch mit den Weizenkeimen und dem Mangofruchtfleisch im Mixer fein pürieren. Mit Zitronensaft und Zucker bzw. Süßstoff abschmecken.

TIPPS UND TRICKS

Dieses Rezept eignet sich bei Arthritis, Arthrose, Gicht und rheumatoider Arthritis.

Blaubeer-Grießdessert

gelingt leicht

Zubereitungszeit: ca. 20 Minuten
Kühlzeit: ca. 15 Minuten

Eine Portion enthält:

183 kcal/767 kJ	5 g Ballaststoffe
7 g Eiweiß	2,4 mg Vitamin E
3 g Fett	0 µg Vitamin D
30 g Kohlenhydrate	163,1 mg Kalzium

Zutaten für zwei Personen

250 ml Milch, 1,5 % Fett
1 gut geh. EL Vollkorngrieß
3 EL Weizenkeime
1 geh. EL Zucker
100 g Blaubeeren

Zubereitung

1 Milch aufkochen, den Grieß und die Weizenkeime einstreuen und die Masse kurz aufkochen lassen. Mit Zucker süßen und etwas abkühlen lassen.

2 Die gewaschenen Blaubeeren abwechselnd mit dem Grießbrei in zwei Gläser schichten.

TIPPS UND TRICKS

Dieses Rezept eignet sich bei Arthritis, Arthrose, Gicht und rheumatoider Arthritis.

Rhabarbermousse

geht schnell

Zubereitungszeit: ca. 15 Minuten
Kochzeit: ca. 8 Minuten
Kühlzeit: ca. 30 Minuten

Eine Portion enthält:

185 kcal/777 kJ	3 g Ballaststoffe
5 g Eiweiß	1 mg Vitamin E
2 g Fett	0 µg Vitamin D
33 g Kohlenhydrate	235,5 mg Kalzium

Zutaten für 2 Portionen

250 g Rhabarber
200 ml Apfelsaft
½ TL Agar-Agar
2 EL Honig
Zimt
1 Becher Magerjoghurt (150 g)

Zubereitung

1 Rhabarber waschen, schälen und in 2,5 cm lange Stücke schneiden. Mit dem Apfelsaft zum Kochen bringen und 5–8 Minuten köcheln lassen. Zum Schluss das in Wasser aufgelöste Agar-Agar dazugeben.

2 Den Rhabarber mit dem Saft pürieren, mit dem Honig und Zimt unter Rühren vorsichtig erhitzen, bis die Masse etwas andickt. Die Creme nicht kochen lassen.

3 Danach die Creme im eiskalten Wasserbad kalt schlagen und in den Kühlschrank stellen.

4 Wenn die Masse zu dicken beginnt, das Joghurt unter die kalte Masse heben.

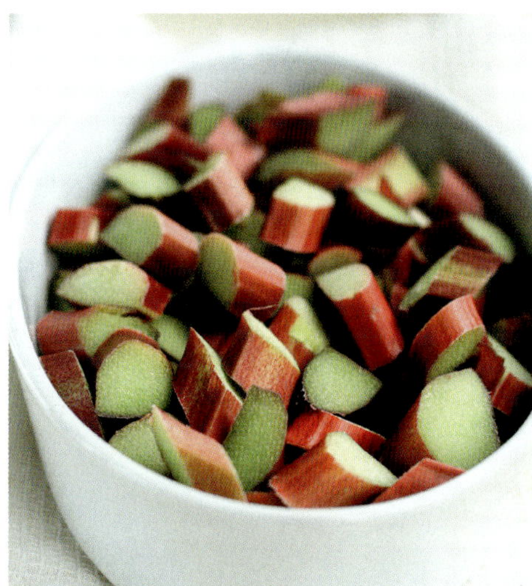

TIPPS UND TRICKS

Dieses Rezept eignet sich bei Arthritis, Arthrose, Gicht und rheumatoider Arthritis.

Latte Cotta

braucht etwas mehr Zeit

Zubereitungszeit: ca. 10 Minuten
Kühlzeit: 2–3 Stunden

Eine Portion enthält:

78 kcal/328 kJ	7 g Ballaststoffe
5 g Eiweiß	0,6 mg Vitamin E
3 g Fett	0 µg Vitamin D
8 g Kohlenhydrate	165 mg Kalzium

Zutaten für zwei Personen

200 ml Milch, 1,5 % Fett

Zitronen- und Orangenzeste (in feine Streifen geschnittene Schalen)

Zucker oder Süßstoff

2 Blatt Gelatine, in kaltem Wasser eingelegt

Fruchtsoße

200 g Beerenobst, frisch oder tiefgekühlt

Zubereitung

1 Die Milch mit Zucker oder Süßstoff und Zitronen- und Orangenzeste aufkochen. Kurz köcheln lassen, dann den Topf vom Feuer nehmen.

2 Die ausgedrückten Gelatineblätter beifügen und rühren, bis sie sich aufgelöst haben. Die Masse in zwei Portionsförmchen füllen (ca. $^2/_3$ voll) und im Kühlschrank fest werden lassen.

3 Für die Fruchtsoße das frische Beerenobst verlesen und waschen, Tiefkühlware auftauen lassen. Das Obst passieren.

4 Das Latte Cotta auf je zwei Dessertteller stürzen und mit der Soße garnieren.

TIPPS UND TRICKS

Dieses Rezept eignet sich bei Arthritis, Arthrose, Gicht und rheumatoider Arthritis.

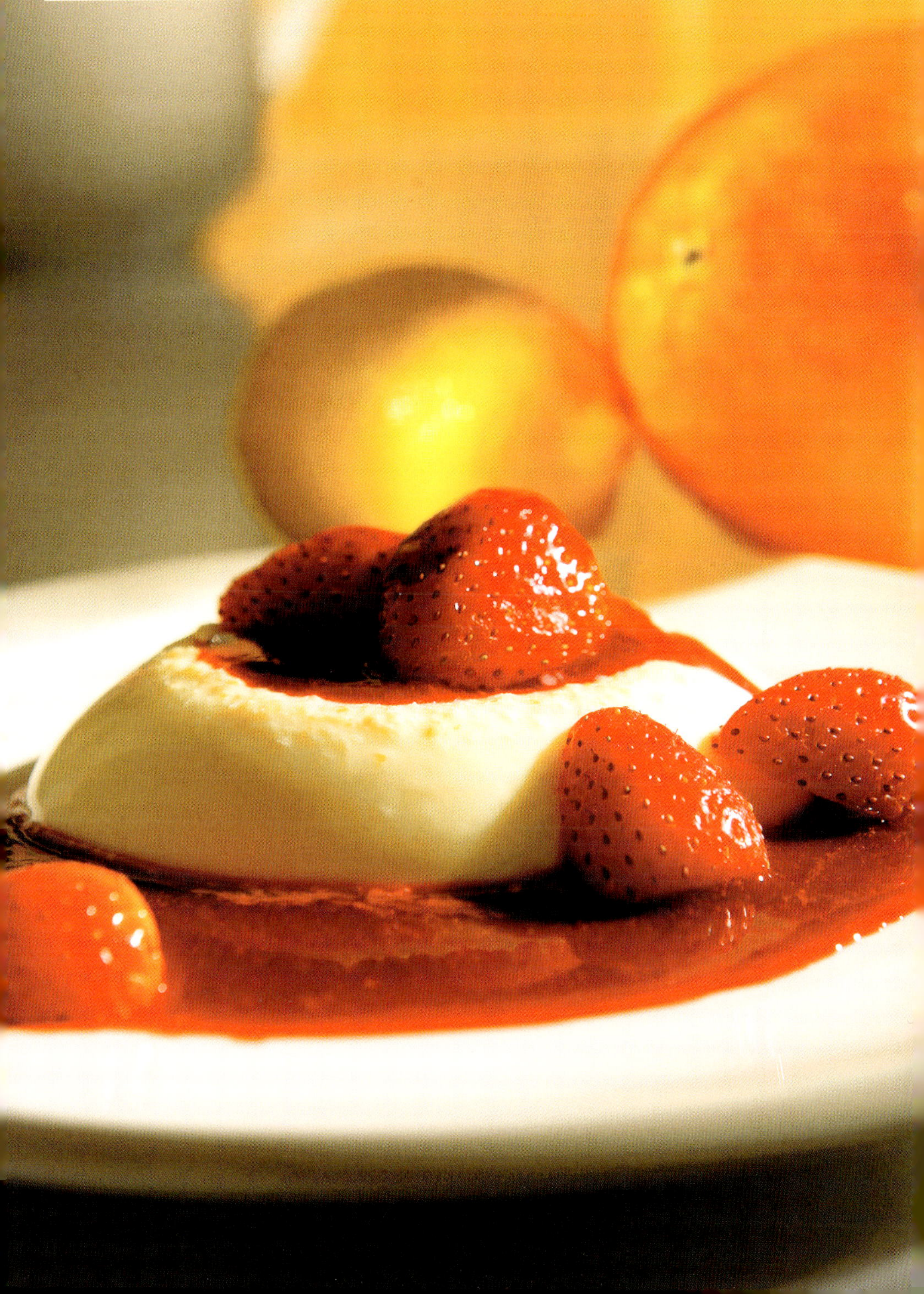

Quark-Terrine

braucht etwas mehr Zeit

Zubereitungszeit: ca. 15 Minuten
Kühlzeit: 2–3 Stunden

Eine Portion enthält:

126 kcal/529 kJ	2 g Ballaststoffe
11 g Eiweiß	0,5 mg Vitamin E
1 g Fett	0 µg Vitamin D
17 g Kohlenhydrate	136 mg Kalzium

Zutaten für zwei Personen

½ Pck. Magerquark
8 EL Milch, 1,5 % Fett
Saft und Schale von ½ Zitrone
Zucker oder Süßstoff
2 Blatt Gelatine, in kaltem Wasser eingelegt
200 g Obst der Saison zum Garnieren (z. B. Nektarine)

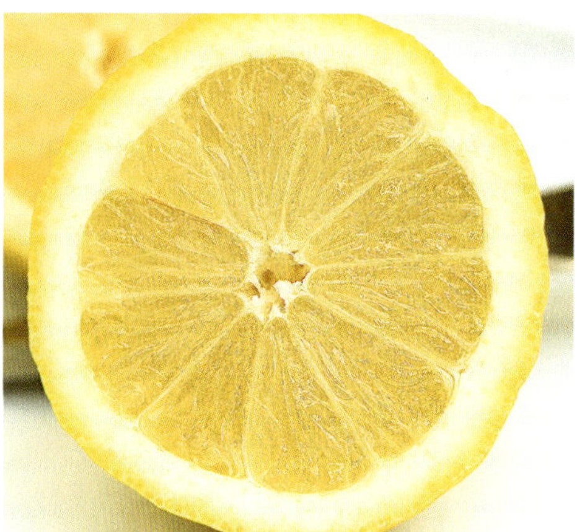

Zubereitung

1 Den Quark mit etwas Milch, der Zitronenschale und dem Saft verrühren. Mit Zucker bzw. Süßstoff abschmecken. Die restliche Milch erwärmen und die ausgedrückte Gelatine darin auflösen. Sogleich zur Quarkmasse geben und gut verrühren.

2 In eine Form füllen und im Kühlschrank fest werden lassen. Zum Anrichten die Terrine stürzen und mit dem Obst der Saison garnieren.

TIPPS UND TRICKS

Dieses Rezept eignet sich bei Arthritis, Arthrose, Gicht und rheumatoider Arthritis. Anstelle von Magerquark können Sie auch Schichtkäse verwenden. Der hat natürlich mehr Kalorien.

Pfirsich-Joghurtpudding

braucht etwas mehr Zeit

Zubereitungszeit: ca. 20 Minuten
Kühlzeit: 2–3 Stunden

Eine Portion enthält:

75 kcal/315 kJ	3 g Ballaststoffe
4 g Eiweiß	1 mg Vitamin E
1 g Fett	0 µg Vitamin D
13 g Kohlenhydrate	113 mg Kalzium

Zutaten für zwei Personen

2 reife Pfirsiche
1 Becher Magerjoghurt (150 g)
Zucker oder Süßstoff
Saft von 1 Orange
2 Blatt Gelatine, in kaltem Wasser eingelegt

TIPPS UND TRICKS

Dieses Rezept eignet sich bei Arthritis, Arthrose, Gicht und rheumatoider Arthritis.

Zubereitung

1 Einen Pfirsich kurz in siedendes Wasser tauchen, die Haut abziehen, Frucht halbieren, den Stein entfernen. Eine Hälfte im Mixer oder mit dem Stabmixer pürieren. Das Joghurt und den Zucker bzw. Süßstoff mit dem Püree vermengen. Den Orangensaft erhitzen und die ausgedrückte Gelatine beigeben, rühren, bis sie sich aufgelöst hat. Ein wenig auskühlen lassen, dann mit der Pfirsichcreme vermengen.

2 Die Creme in zwei Portionsförmchen füllen. Im Kühlschrank fest werden lassen. Zum Anrichten den Pudding stürzen. Den zweiten Pfirsich in Schnitze schneiden und den Pudding damit garnieren.

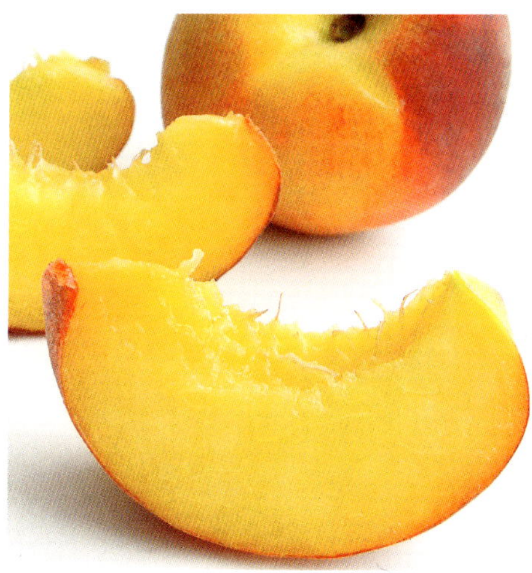

Weizenschrot-Flammeri

braucht etwas mehr Zeit

Zubereitungszeit: ca. 20 Minuten
Kühlzeit: 2–3 Stunden

Eine Portion enthält:

166 kcal/697 kJ	4 g Ballaststoffe
7 g Eiweiß	0,5 mg Vitamin E
2 g Fett	0 µg Vitamin D
29 g Kohlenhydrate	140 mg Kalzium

Zutaten für zwei Personen

100 g feines Weizenvollkornschrot
400 ml Milch, 1,5 % Fett
1 Vanilleschote
Zimt
etwas abgeriebene Zitronenschale
2 EL Honig oder Süßstoff
4 EL Himbeeren
Blättchen Zitronenmelisse

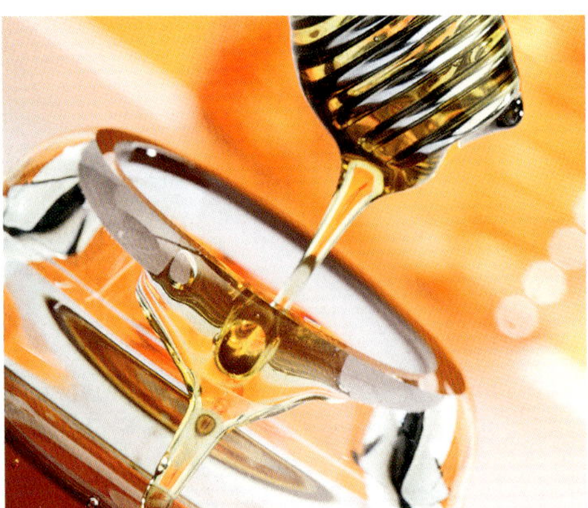

Zubereitung

1 Das Weizenvollkornschrot mit der Milch mischen und unter ständigem Rühren zum Kochen bringen. Sobald das Mehl anfängt zu binden, den Topf vom Herd nehmen.

2 Vanillemark, etwas Zimt und Zitronenschale zum Schrotbrei geben. Zum Schluss mit dem Honig süßen und den Flammeri in Glasschälchen füllen.

3 Den Flammeri mit den gewaschenen Himbeeren und der Zitronenmelisse garnieren und gut gekühlt servieren.

TIPPS UND TRICKS

Dieses Rezept eignet sich bei Arthritis, Arthrose, Gicht und rheumatoider Arthritis.

Grießnockerl mit Erdbeeren und Weizenkeimen

braucht etwas mehr Zeit

Zubereitungszeit: ca. 20 bis 25 Minuten
Kühlzeit: ca. 15 Minuten

Eine Portion enthält:

246 kcal/1034 kJ	5 g Ballaststoffe
12 g Eiweiß	1,2 mg Vitamin E
4 g Fett	0 µg Vitamin D
38 g Kohlenhydrate	293 mg Kalzium

Zutaten für zwei Personen

375 ml Milch, 1,5 % Fett
3 EL Grieß
Mark einer ½ Vanillestange
Salz
2 EL Weizenkeime
Zucker oder Süßstoff
200 g Erdbeeren
1 Becher Magerjoghurt (150 g)

TIPPS UND TRICKS

Dieses Rezept eignet sich bei Arthritis, Arthrose, Gicht und rheumatoider Arthritis.

Zubereitung

1 Die Milch erhitzen und Grieß, Vanillemark, Prise Salz und Weizenkeime zugeben, unter ständigem Rühren kurz aufkochen. Mit Zucker bzw. Süßstoff abschmecken und auskühlen lassen.

2 Die Erdbeeren waschen und putzen. Einige mit dem Joghurt pürieren und süßen. Die restlichen Erdbeeren in Scheiben schneiden.

3 Aus dem ausgekühlten Grießbrei 6 Nockerln formen und auf 2 Tellern zusammen mit den Erdbeeren anrichten.

4 Etwas Erdbeerjoghurt darübergeben und servieren.

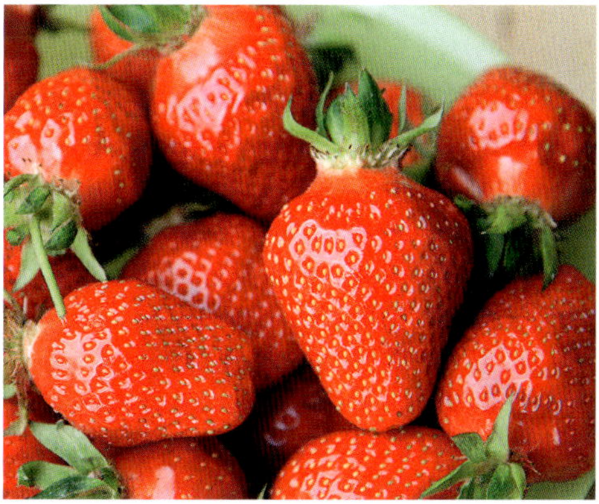

Apfelkuchen

preisgünstig

Zubereitungszeit: ca. 1 ½ Stunden
Einweichzeit: 30 Minuten
Backzeit: ca. 45 Minuten

Ein Stück enthält:

241 kcal/1010 kJ	3 g Ballaststoffe
3 g Eiweiß	0,7 mg Vitamin E
9 g Fett	0,2 µg Vitamin D
28 g Kohlenhydrate	27,5 mg Kalzium

Zutaten für 12 Stücke

120 g getrocknete Aprikosen
175 ml Apfelsaft
etwas Fett und Weizenvollkorngrieß für die Form
125 g Diätmargarine
75 g Honig
Salz
½ TL Vanillegranulat
250 g Weizenmehl, Typ 405
½ Pck. Backpulver
750 g säuerliche Äpfel
2 geh. EL Aprikosenkonfitüre

Zubereitung

1 Die Aprikosen grob zerkleinern und 30 Minuten im Apfelsaft einweichen. Danach den Saft abgießen und Aprikosen pürieren.

2 Eine Springform leicht fetten und mit dem Grieß ausstreuen.

3 Die Margarine mit dem Honig cremig rühren und dann die Aprikosen, Salz und Vanillegranulat zugeben.

4 Mehl mit dem Backpulver mischen, sieben und nach und nach unterrühren.

5 Den Teig in die Form füllen. Die Äpfel schälen, vierteln, entkernen und die Wölbung mehrmals einritzen. Die Apfelviertel mit der Wölbung nach oben auf den Teig legen.

6 Im vorgeheizten Backofen bei 200 °C 45 Minuten backen. Direkt nach dem Backen mit der Konfitüre bestreichen und dann auskühlen lassen.

Pflaumen-Streuselkuchen

braucht etwas mehr Zeit

Zubereitungszeit: ca. 20 Minuten
Backzeit: ca. 45 Minuten
Auskühlzeit: ca. 1 Stunde

Ein Stück enthält:

211 kcal/884 kJ	2 g Ballaststoffe
3 g Eiweiß	4,4 mg Vitamin E
8 g Fett	0,1 µg Vitamin D
31 g Kohlenhydrate	24,6 mg Kalzium

Zutaten für 24 Stücke

Teig

150 g Magerquark
75 g Zucker
Salz
6 EL Weizenkeimöl
6 EL Milch, 1,5 % Fett
300 g Weizenmehl, Typ 405
1 Pck. Backpulver

Streusel

200 g Weizenmehl, Typ 405
150 g Zucker
1 Msp. Zimt
150 g Diätmargarine

Obstbelag

1,5 kg Pflaumen

TIPPS UND TRICKS

Dieses Rezept eignet sich bei Arthritis, Arthrose, Gicht und rheumatoider Arthritis.

Zubereitung

1 Für den Teig den Quark mit Zucker, Salz, Öl und der Milch geschmeidig rühren. Das Mehl mit dem Backpulver mischen, sieben und unterrühren. Ein Backblech mit Backpapier auslegen und den Teig darauf ausdrücken.

2 Für die Streusel alle Zutaten miteinander verkneten.

3 Den Backofen auf 200 °C vorheizen.

4 Die Pflaumen waschen, entsteinen, halbieren und auf dem Teig verteilen. Darüber die Streusel geben und im vorgeheizten Backofen bei 180–200 °C 30–45 Minuten backen. Auskühlen lassen.

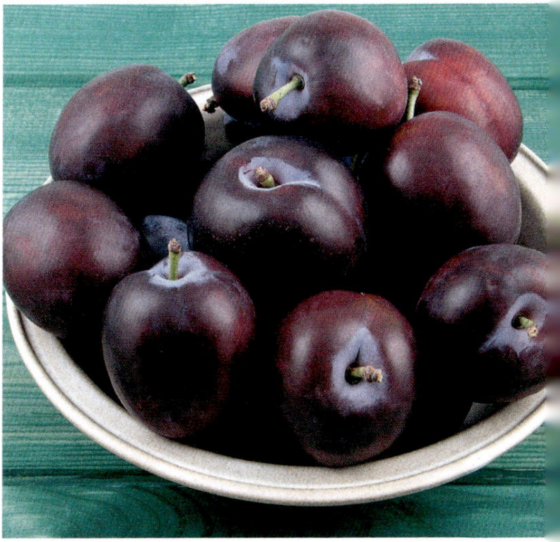

ANHANG

Adressen

Deutsche Rheuma-Liga
Bundesverband e. V.
Maximilianstraße 14
53111 Bonn
Telefon: 0228 766060
E-Mail: bv@rheuma-liga.de
www.rheuma-liga.de

Deutsche Gesellschaft für
Rheumatologie e. V.
Luisenstraße 41
10117 Berlin
Tel.: 030 240484 0
E-Mail: info@dgrh.de
www. dgrh.de

Deutsche Arthrose-Hilfe e. V.
Postfach 110551
60040 Frankfurt/Main
Tel.: 06831 946677
E-Mail: service@arthrose.de
www.arthrose.de

Informationen im Internet

www.deutsches-arthrose-forum.de
Selbsthilfeforum für Betroffene und Angehörige

www.arthroseselbsthilfe.de
Informationen und Erfahrungsberichte zur Ernährungsumstellung

Lesetipps

Sven-David Müller-Nothmann, Karin Raschke: Das Kalorien-Nährwert-Lexikon, 2., überarbeitete Auflage, Schlütersche Verlagsgesellschaft

Sven-David Müller-Nothmann, Christiane Weißenberger: Ernährungsratgeber Gicht, Genießen erlaubt, Schlütersche Verlagsgesellschaft

Sven-David Müller-Nothmann, Christiane Weißenberger: Ernährungsratgeber Rheuma, Genießen erlaubt, Schlütersche Verlagsgesellschaft

Register

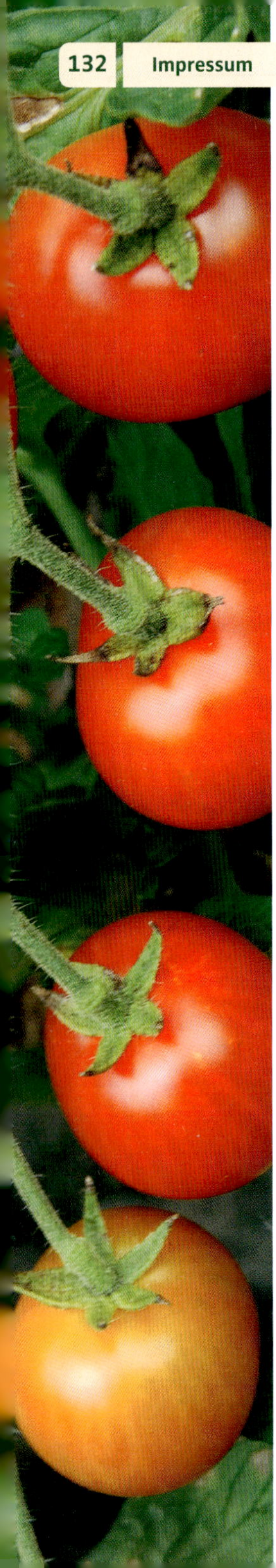

Bibliografische Information der Deutschen Nationalbibliothek
Die Deutsche Nationalbibliothek verzeichnet diese Publikation in der deutschen Nationalbibliografie; detaillierte bibliografische Daten sind im Internet über http://dnb.ddb.de/ abrufbar.

ISBN 978-3-89993-589-9

Fotos:
Fotolia.com: Mario: 1, 2, 5; Elenathewise: 6; Paylessimages: 34/35; msenbg: 37; Magdalena Żurawska: 38; Viktor: 39; emmi: 51; Liv Friis-larsen: 53, 76; Uwe Stohrer: 58/59; Beatrice Stefek: 61; LianeM: 64; Monika Adamczyk: 68; Tomo Jesenicnik: 69; Torsten Schon: 74; lantapix : 81; arnowssr: 83; Werner Stapelfeldt: 85; Maksim Shebeko: 91; VL@D: 95; Silvia Bogdanski: 97; fotofred: 98; Mark Fairey: 99; Barbara Dudzińska: 102; Manuphoto: 105; Elisabeth Coelfen: 108; Yvonne Bogdanski: 109, 114; JRE: 110; Udo Kroener: 116; Olga Lyubkina: 119; abcmedia:124; Brozek: 125; Se: 132
iStockphoto.com: diego cervo: 8/9; Marcela Barsse: 43; Viktor Fischer: 41; Guillermo Perales Gonzalez: 62; Liza McCorkle: 66; NoDerog: 89; Dušan Zidar: 117; Yoko Bates: 121; Andreas Kaspar: 127; Monika Adamczyk: 129
MEV: 126
Schlütersche Verlaggesellschaft: 12, 13
Ingo Wandmacher: 47, 54, 56, 63, 65, 67, 71, 73, 75, 79, 87, 93, 103, 104, 107, 113, 115, 123
Titelfoto: Getty Images – Peter Teller

Hans-Böckler-Allee 7, 30173 Hannover
www.schluetersche.de
2., aktualisierte Auflage
Originalausgabe bei Midena Verlag, München,
Weltbild Ratgeber Verlage GmbH & Co. KG

Lektorat: Maria Anna Söllner, München
Layout: Groothuis, Lohfert, Consorten, Hamburg
Covergestaltung: Kerker + Baum Büro für Gestaltung, Hannover
Satz: Die Feder, Konzeption vor dem Druck GmbH, Wetzlar
Druck und Bindung: Grafisches Centrum Cuno GmbH & Co. KG, Calbe
Hergestellt in Deutschland.